山东省"中医中药中国行——中医药健康文化推进行动"项目

山东省高校思想政治工作精品项目

山东省中医药"三经传承"项目

山东高校科研计划项目（J13WA57）

《跟我学中医》丛书

丛书主编　王文姮

中医养生的理与法

主　　编　王文姮　刘志梅　田丽霞

全国百佳图书出版单位

中国中医药出版社

·北京·

图书在版编目（CIP）数据

中医养生的理与法 / 王文姮，刘志梅，田丽霞主编 . —北京：
中国中医药出版社，2021.5
（跟我学中医丛书）
ISBN 978-7-5132-6240-8

Ⅰ.①中… Ⅱ.①王… ②刘… ③田… Ⅲ.①养生
（中医）—基本知识 Ⅳ.① R212

中国版本图书馆 CIP 数据核字（2020）第 092009 号

中国中医药出版社出版

北京经济技术开发区科创十三街 31 号院二区 8 号楼
邮政编码　100176
传真　010-64405721
河北新华第二印刷有限责任公司印刷
各地新华书店经销

开本 880×1230　1/32　印张 8.5　字数 134 千字
2021 年 5 月第 1 版　2021 年 5 月第 1 次印刷
书号　ISBN 978 – 7 – 5132 – 6240 – 8

定价　42.00 元
网址　www.cptcm.com

服 务 热 线　010-64405720
购 书 热 线　010-89535836
维 权 打 假　010-64405753

微信服务号　zgzyycbs
微商城网址　https://kdt.im/LIdUGr
官 方 微 博　http://e.weibo.com/cptcm
天猫旗舰店网址　https://zgzyycbs.tmall.com

如有印装质量问题请与本社出版部联系（010-64405510）
版权专有　侵权必究

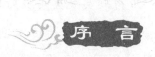

序　言

习近平总书记对中医药工作做出重要指示指出，中医药学包含着中华民族几千年的健康养生理念及其实践经验，是中华文明的一个瑰宝，凝聚着中国人民和中华民族的博大智慧。

中医药学是中华民族的伟大创造，是打开中华文明宝库的钥匙，为中华民族的繁衍生息做出了巨大贡献。人民群众喜欢中医药，或多或少懂得一些中医药常识，因此更加渴求规范的中医药知识，更加盼望能在生活中运用中医药，强身健体，益寿延年。

没有全民健康，就没有全面小康。正因如此，中医药工作者有责任、有义务更好地传承创新发展中医药，传播中医药健康理念，打牢打实中医药事业的群众基础，扩大中医药的社会影响力，不断满足广大人民群众日益增长的中医药医疗保健知识和科普文化需求，为实现中医药事业全面、协调、可持续发展奠定良好的基础。

在《中共中央国务院关于中医药传承创新发展的意见》颁布和《中华人民共和国中医药法》实施三周年之际，山东省中医药管理局根据社会需求，组织山东中医药大学专家编撰了这套《跟我学中医》丛书，希望把祖先留给我们的宝贵财富继承好、发展好、利用好，使人民群众"在普及的基础上提高运用中医药防病治病能力"，逐步提高人民群众对中医药认识水平和接受程度，让中医药知识、中医药文化更好地在为人民服务中落地生根、开花结果，让中医药为人类卫生事业做出更大贡献。

仔细翻阅本套丛书，不难发现三个方面特点。

一是科普特色。文字非常浅显，通俗易懂，让没有中医药知识基础的人也能看明白、读得懂。

二是图文并茂。生动的图画更为直观地展现出重要的中医药知识点，易学易会。

三是齐鲁特色。齐鲁中医药名医荟萃，道地药材众多。本书内容选取多和齐鲁相关，亲和力强，切实可行。

中医药振兴发展已迎来了天时、地利、人和的大好时机，发展中医药使命光荣、责任重大，中医药科普及中医药文化传播任重而道远，让我们一起传承中医国粹、传播优秀文化。为促进中医药振兴发展，保护人民健康，为建设健康中国、实现中华民族伟大复兴的中国梦贡献力量。

武继彪

2021 年 3 月

编写说明

本书立项获得山东省中医药管理局和山东省委教育工委大力支持，为推广中医药科普知识，满足大众对中医养生知识的需求而作，受山东省"中医中药中国行——中医药健康文化推进行动"项目、山东高校思想政治工作精品项目、山东省中医药"三经传承"项目、山东高校科研计划项目资助。

清代吴谦在《医宗金鉴》中说："书不熟则理不明，理不明则识不精。"凡事"理"是根本，明白了道理的由来才能有正确的认识，对于非中医专业的人员来讲，可能没有充足的时间去熟读中医书籍，即使有时间也可能不知如何从浩如烟海的中医古籍中选择，有了书目也可能无法理解医古文的本意，也就谈不上总结医理了。常见的情况是，有的人从一些所谓验方中了解到某药治某病或某症状，就开始试用，这种情况忽略了"辨证论治"这一重要环节，也就是没有"理"的指导，撞对了即显效；不对证，有时非但不见效，更可能有害，就得出中医"不行"的结论。基于这种情况，考虑中医养生是老百姓乐于使用的养生方式，我们从中医养生的理和法，那最为基础的原理和方法进行系统整理，试图讲明白"理"，并将"理"与"法"相对应指导实践，知其然知其所以然，以飨读者。

本分册编委由养生专家，中医学领域的教授、博士研究生组成，具备深厚的文化底蕴、专业的中医药知识，且临证经验丰富，文字功底扎实。

编写过程中，因中医理法内容丰富，基于科普原则，选择易于理解、临床和生活中常用、常见的知识进行介绍，并引入漫画形式，图文结合，增强阅读趣味性。中医养生之理方面，为帮助理解，对养生理论的产生和沿革进行了简要介绍，并详细介绍了得到公认的《黄帝内经》中的养生理论；养生之法方面，从情志、饮食、运动、时令、经穴、体质等方面入手，选取生活中常用的养生手段和方法，简单易行；考虑到书籍的主要受众为中老年人，他们关注养生，注重生活品质，因此结合老年人的心理状态和特点，进行了专门的养生指导，分析养生相关影响因素，介绍如何养生，选择哪些适宜的养生活动，以及情志调控的重要性及方法。

书中用语尽量朴实易懂，如何将专业的知识用最简单直白的语言表达，需要不断地尝试，专业人士既要从积淀多年的专业用语习惯中跳出，又要表达得准确到位，确非易事。我们一直在努力，对于成书仍不够满意，希望在以后的编写中能够进一步提高。

中医药是一个巨大的宝库，是中华民族的传家宝，如何做好传家宝的科普宣传，让老百姓更方便、更容易地了解、理解和使用中医药知识，并从中获益，防病于未然，降低医疗成本，保障大众健康，是一项伟大的事业，需要广大中医药工作者不懈地努力。

本书编委会

2021 年 3 月

目 录

第一章

中医养生之理

　　生命对于每个人都至关重要，没有了生命，一切物质及精神的事物都将成为空谈。唐代医学家孙思邈耗费毕生精力撰写医学著作《备急千金要方》和《备急千金翼方》，以"千金"命名，就是想要告诉人们"人命至重，有贵千金"。每个人都只有一次生命，必须好好珍惜。向生是人的本能，珍惜生命便是爱生，人都向生恶死，人因向生而养生。

第一节　中医养生是什么

一、中医养生是一种理念

从古至今，"养生"一直是社会最为关注的话题之一。"养生"一词最早见于《庄子·内篇》。《辞源》中解释为："摄养身心，以期保健延年。"生指生命、生存、生长，养指保养、调养、补养。养生就是爱惜生命，通过采取一系列措施来保养生命，以期提高生命的质量，增加生命的长度。通过养生以获得长生，是人类永恒的愿望和追求。

我国古代由于生活条件等原因，人的平均寿命普遍偏低。数据显示，夏商时代人的平均寿命为 18 岁，西周、秦汉为 20 岁，东汉为 22 岁，唐代为 27 岁，宋代为 30 岁，清代增至 33 岁。由于生命的无常，古人愈发重视养生。"摄生""厚生""尊生""道生""保生""颐生""养性""颐养""调摄"等都是养生之意。无论是帝王将相，还是贩夫走卒，都希望了解养生的道理，学习养生的方法，祈求生命的延续。

我国传统的"养生"是属于大众的，是全社会化的保健行为。养生知识是中华优秀文化遗产，是人类文明的宝贵财富，在五千年的中华民族文明史中，闪耀着璀璨的光芒。翻阅古代书籍，现存传统养生学专著三百余种，数千卷，在文史哲和儒道佛等诸家典籍中也有众多养生知识的论述。先秦诸子百家重视养生，养生观点和养生方法或有不同；秦汉之际，秦始皇、汉武帝也都是养生的热衷者，炼丹术、服食法、神仙术、房中养生法等，在社会上流行；魏晋时期，养生风气盛行，无论是以葛洪为代表的养生家，还是嵇康、向秀等文人，对养生都有独到的见解，并取得了卓越的成就。

新中国成立后，1957 年全国调查显示，中国人的平均寿命为 57 岁。到了 20 世纪 90 年代，平均寿命增加至 70 岁左右。第六次人口普查数据显示，2010 年中国人均预期寿命为 74.9 岁。预计到 2030 年，基于当前人口环境数据计算，当年出生的国民，平均寿命能够到 79 岁。今后国人的寿命还会继续延长。究其原因，一方面是生活条件的改善，医疗水平的提高，另一方面则是全民"养生"起到非常重要的作用。

全民"养生"需要学习养生知识和方法，这些知识和方法很多来自于中医养生法。为提高公民的中医养生保健素养，普及中医养生保健基本理念、知识和技能，提升公民健康水平，国家中医药管理局与国家卫生计生委组织专家制定了《中国公民中医养生保健素养》（2014 年发布），第一条明确指出：中医养生保健，是指在中医理论指导下，通过各种方法达到增强体质、预防疾病、延年益寿目的的保健活动。

二、中医养生是一种生活方式

人生在世，大都追求健康与长寿。常人往往以保持健康为目的，通过各种方法强身健体，保持良好状态。身体稍有不适，出现亚健康时，希望通过有针对性的调理防止疾病的发生，及时恢复健康状态。发生疾病以后，则希望配合治疗综合干预，降低疾病影响，尽快康复，不再复发。如果疾病是无法治愈的，就希望降低病痛，延缓疾病发展，提高生活质量，甚至带病延年。人在未病时、患病中、病愈后，养生都至关重要，这就需要具有广泛适应性的中医养生知识作为支撑。因此，我们应该养成良好的生活习惯，建立健康的生活方式，在日常生活中逐渐形成并不断修正适合自己的良性生活方式，将中医养生实践切实融入生活之中。也就是说要形成一种不断学习前人养生智慧和经验，在传统中医理论指导下，根据自身生命规律，通过各种方法颐养生命、增强体质、预防疾病、延年益寿的生活方式，让中医养生成为我们幸福生活的一部分，或者就是我们幸福生活的依归。

第二节 中医养生的历史

中医养生活动从上古时期开始出现，其形成及发展经历了漫长的历史过程。在从事长期的防病保健实践活动中，历代医家、养生家及广大民众不断丰富和发展养生保健的内容，逐步形成了一套较为完整的中医养生理论体系和实用系统的养生方法，为中华民族的繁衍生息做出了巨大贡献。

一、上古时期

原始社会，由于低下的生产力，艰苦的生活环境，迫使人类为了生存必须与大自然进行斗争。在这个过程中，人类通过劳动实践逐渐认识自然界，适应自然，改造自然，以便更好地生存和发展。原始人开始学会用石头创造简单的工具，以达到猎取食物、选择居处、建造巢穴的目的。通过钻木取火达到照明、御寒的目的。火种的发现及应用改善了人类茹毛饮血的饮食条件，通过吃熟食不仅缩短了对食物的消化过程，而且使身体获得更多的营养，同时也防止了一些肠道传染病的发生。火的应用大大降低了人类因为寒冷而发生死亡的情况。火通过温暖人体的肢体关节、胸腹、腰背，驱散寒冷。后期人类还逐渐总结了一些用火治病的简单医疗方法，比如灸、熨等。随着人类的发展，又进一步懂得了用语言、舞蹈等方式传递信息、表达感情。筑房舍以安居，开窗户以透光、通气等，这些都可以看作最早的养生。

劳动是人类赖以生存的手段，与人类生存和发展息息相关。人类在劳动中增强了对大自然的认识，保护了生命，强壮了身体，延长了寿命。劳动还使人类开阔了眼界、增长了智慧。

二、先秦时期

在"诸子蜂起，百家争鸣"时期，人类对世界本源、生命学说以及人生现象等，均有了较为客观的认识。同时人类生活质量也因金属工具的运用以及生产技术的提高而突飞猛进。特别是在养生保健方面，人类开始有意识地主动改善个人和居住环境的卫生情况，合理地搭配饮食，并制定相应的制度，以提高防病保健能力。

《周易》作为我们祖先生活以及生产斗争实践的智慧产物，全面地总结了古人对于自然界发生、发展、变化规律的认知，并且以阴、阳来阐述宇宙间事物的变化规律，即所谓"一阴一阳之谓道"。宇宙万物伴随着四时寒暑、昼夜晨昏更替，无时无刻不处于变化之中，万物无一例外，皆是如此，这种变化《周易》称之为"变易"。阴阳学说中的天人相应等内容及养生学中顺应自然、调和阴阳、未病先防等原则皆源于此。故自古以来，即有医易相通之说。《周易》立论的目的在于掌握自然变化规律，着眼于自身的安危，强调审时度势，顺应自然，力求主观与客观的协调统一，以防患于未然。这种居安思危、未变先防的思想，正是中医养生思想的理论渊源。

以老、庄为代表的道家学术思想，对于中医养生学的形成及发展有着重要的影响。《道德经》中认为"人法地，地法天，天法道，道法自然"，就是关于"道"的具体阐述。人的生命活动要符合自然规律，提倡"清静无为""返璞归真""顺应自然""贵柔"才能够使人长寿。这些道家养生思想的根本观点，对中医养生保健有很大影响和促进。

《管子》的作者在承袭老子关于"道"是宇宙本原的

思想的同时，也明确地提出"道"即"精气"的观点。在养生方面，《管子》认为"精"是生命的物质基础。故主张存精以养生，指出"精也者，气之精者也""精存自生，其外安荣，内脏以为泉源"。关于存精的具体方法，则"爱欲静之，遇乱正之，勿引勿摧，福将自归"，主张虚其欲以存精。注重起居有时、节制饮食、适应四时等重要的养生原则。《管子》在养生方面十分重视精神调养，强调保持乐观情绪也是养生的重要内容，而调节情绪则可用怡情雅兴的方法。

儒家在养生学方面具有很高的造诣，在养生方面主张强调精神方面的调摄，而最有效的方法是减少物质的欲望，即所谓"养心莫善于寡欲"（《孟子·尽心下》）。人生存在着欲望是正常的，但是要在社会许可的条件下去实现欲望，不可有过分的要求，这就需要遵循"礼"的原则。孔子提出了君子三戒，即"少之时，血气未定，戒之在色；及其壮也，血气方刚，戒之在斗；及其老也，血气既衰，戒之在得"（《论语·季氏》）。行则遵从君子三戒等相关内容，即为寡欲。儒家关于精神调摄的原则，在中医养生学思想中得到了阐发和应用。儒家养生思想的另一个方面是身体护养。合理地安排生活，注意起居有时、劳逸适度、饮食有节等，是护养身体的基本原则。孔子对于饮食卫生十分重视，他曾专门提出有关饮食保健的原则，即《论语·乡党》中的"食不厌精，脍不厌细"。饮食精则营养丰富，脍宜细则味道美，可增进食欲，有利于消化吸收。同时提醒人们一定要进食新鲜、清洁的食物，以防止疾病的发生，还提出了调和饮食五味，要顺应四时的原则。至今儒家的养生思想仍然具有实用价值。

三、汉唐时期

汉唐时期涌现出不少著名医家和养生家，他们的养生专论及专著对后来养生学的发展做出了极其重要的贡献。

汉唐时期的养生学思想发展，大致有如下几个特点：①对养生理论的阐述往往是融医、儒、道、佛诸家养生思想于一体，各取其长。②汉唐时期的养生家，往往也是著名的医学家。由于具有丰富的医学理论及临床实践经验，因而其对养生方法的论述大多具体、实际且有效。③这一时期的养生专论、专著，在理论上有了较为系统的论述，既承袭了先秦的学术思想，又有所创新和发展，对后世产生了重大影响。

东汉医家张仲景在继承先秦时期的医学理论的前提下，

博采众长，编著成《伤寒杂病论》，奠定了中医辨证论治的理论基础。此书从病因学的角度阐述了有关养生的观点，包括以下三点：①调和五味：强调饮食与养生的关系，明确指出，饮食之冷热、五味之调和，以适宜为度，方可起到养生作用。反之，于身体有害。②养慎：即调护机体以顺应四时节气的变化，外避虚邪贼风，是防病保健的一个重要方面。③提倡导引：重视导引吐纳，主张用动形方法防病治病。以上思想具体地体现了防治结合、预防为主的中医养生原则。华佗与张仲景为同时代医家，华佗在继承了先秦《吕氏春秋》中的动则不衰之说的基础上，从理论上进一步阐述了动形养生的道理。华佗十分重视导引健身术，在继承前人的基础上，通过模仿虎、鹿、熊、猿、鸟五种动物的动作，总结归纳出"五禽戏"。此导引法简便有效，大大促进了导引健身的发展。东汉时期的王充，在养生方面提出了禀气的厚薄决定寿命长短的观点。生育过多，可能会影响下一代健康，因此王充提倡少生少育。他的这一思想，将优生与长寿联系起来探讨，开历史之先河，大大丰富了养生学的内容。

汉武帝追求长生不老，想方设法寻求长生不老方药，导致社会上方士盛行，大力推广炼丹术、服石法、神仙术及房中术等，鼓吹炼丹、服石可使人不老不死。此做法非但无益，反而有害，误服者可因中毒而暴毙致死。虽然自汉以后，有许多医家开始指出乱服丹石之害，但由于统治者谋求长生的愿望，在客观上促进了方士对炼丹、服石、导引等养生方法的探索。东汉时期的魏伯阳，通过总结前人经验，著成《周易参同契》三卷，详细地阐述了炼丹及气功的理论和方法。同时，也如实地指出了金石对人的危害。书中有关气功的论述，至今仍有研究和参考价值。而其所述炼丹之术，在化学史上亦有重要贡献。

西汉初期，统治阶级很是重视清静无为的黄老哲学，即指托名黄帝，渊源于老子的新道家学派，这时的道家思想已经批判地融合了阴阳、儒、墨、法等各家思想学说，承袭了先秦道家贵生、养神的思想。道教所倡导的养生之术多种多样，比如外丹、内丹、服气、胎息、吐纳、服饵、辟谷、存思、导引、动功等，是将古代所流行的养生之术皆吸取进来，加以发挥。东晋医家葛洪，精研道教理论，在养生方面做出很大贡献。他从预防为主的思想出发，首先提出"养生以不伤为本"，认为良好的生活习惯有利于长寿。葛洪对于导引、吐纳等养生术也十分重视，首次提出了"胎息"功法，并详述其要领。葛洪曾研究炼丹之术，他在养生方面的金丹长生之论虽不足取，但在化学上却可看作一大贡献。南朝的著名养生家陶弘景，精于医学，通晓佛、道，他辑录了"上自农黄以来，下及魏晋之际"的许多养生文献，著成《养性延命录》一书，为现存最早的一部养生学专著。书中论述的养生法则和方术大致包括顾四时、调情志、节饮食、宜小劳、慎房事、行气吐纳等几个方面。

随着佛教的传入，大量经论被翻译过来，佛家养生思想开始传入。公元6世纪末至9世纪中叶的隋唐时期，是中国佛教的极盛时期。佛学中含有与佛教教义结合在一起的有关养生健身的思想、观点和方法，例如参禅，将心专

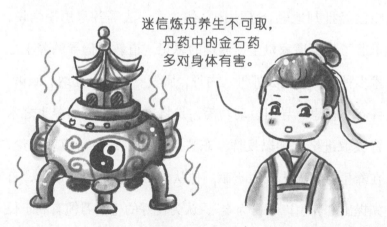

迷信炼丹养生不可取，
丹药中的金石药
多对身体有害。

炼丹之术不可行

注在法境上，一心参究，在修习禅定的过程中调身、调气、息心。在此基础上发展的静坐气功，只是修禅的形式或基础，并非修禅目的，但初学静坐的人必须懂得这些调身调气的方法，使身心保持健康状态，以保证修禅的顺利进行。这种方法具有强健身体、却病延年的作用。养生家将此方法融入吐纳导引健身功之内，形成以静坐为特点的健身功法。

佛学认为，人体是由自然界构成物质的四大元素——地、水、火、风相合而成，强调身体的和谐统一，这一思想与中医理论近似。佛学讲求调理人与自然、社会的"互存关系"，因而十分重视环境调养、植树造林、行医施药等公益活动。特别是植树造林，尤为突出。寺院十分讲究地址的选择，一般为环山傍水、山清水秀、环境清幽、景色宜人之处，既是佛教修行之所，又是养性怡人之处，以宁静、空气清新、环境优美为特点，有益于养生调摄。佛家有很多戒律，如五戒、十戒等。佛教信徒在修行时按照这些戒律进行自我约束，对酒、色、食、财等诸方面欲念进行节制和约束，从而使人专心修禅，提高道德品质的修养。这种思想被吸收而融入养生学中，充实了养生学中"养神""固精""节欲"等方面内容。

四、宋元时期

两宋、金元时期，思想上倡导"理学"，熔道、儒、佛三教思想于一炉，又出现"新学"哲学流派，既有争论，又互有渗透、吸收和发扬，这对医疗保健有一定影响。在医药卫生保健方面，改进医事管理，发展医药教育，促进医药保健的发展。此外，科学技术的蓬勃发展，为医疗保健取得成就提供了有利条件。活字印刷术的使用和发展，对医学著述的传播也起了一定的促进作用。许多著名的养生家和医家总结新经验，提出新见解，无论在理论上，还是在养生方法上，都有了新的进展，充实和完善了中医养生学的内容。

北宋末年，官方出版的《圣济总录》共二百卷，二百多万字，大量论述了当时流行的"运气"学说，对养生保健的一些方法做了相当详尽的介绍。宋代宫廷编著的方剂专书《太平圣惠方》，不仅是一部理、法、方、药完整的医书，而且载有许多摄生保健的内容，尤其注意药物与食物相结合的方法，如记述了各种药粥、药酒等。这些方法符合医疗保健的需要，对后世有一定影响。

宋元时期全面整理前代本草文献取得的卓越成就，在同时期世界药物学领域中居领先地位，对后世产生了深远的影响。金元医家和养生家根据阴阳五行等理论对药物的性味功用等多有发明，使其既适用于疾病辨治，又有利于防病保健。针灸学在宋元时期有了很大的发展，出现了闻名国内外的"针灸铜人"以及新的针灸专著，同时，出现了子午流注针法，主张依据不同时间，选择不同穴位，达到治疗保健作用。

金元时期的学术争鸣，对老年保健的理论和方法的认识更趋完善。①提倡顺时养生。丘处机所著《摄生消息论》从不同角度对四时的精神调养、起居调摄、饮食保健等进行阐述。②强调精神摄养。老年人需要保持情绪稳定，维持心理健康。只有进行自身心理保健，才可杜绝情志疾病。③主张饮食调养。老年人合理调节饮食非常重要。要"尤当谨节""茹淡"，强调节制饮食，又要避免摄入燥热厚腻之物，以保养精气。④重视起居护养。老年之人，体力衰弱，动作多有不便，故对其起居作息、行动坐卧都须合理安排，要处处为老年人提供便利条件，细心护养。⑤注意药物扶持。老年人气色已衰，精神减耗，所以不能像对待年轻人那样，施用峻猛方药，欲速则不达，反而危及生命。这些原则是符合老年人的生理特点的。

宋元时期，在实践经验不断积累的基础上，食养食疗在理论和方法上取得了显著的成就。比如根据五味入五脏、五脏分别旺于四时以及五行生克理论，提出了四时的饮食要求，从而形成四时五味养脏法。在具体应用方面，提出了"当春之时，其饮食之味宜减酸增甘，以养脾气""当夏之时，宜减苦增辛以养肺气""当秋之时，其饮食之味宜减辛增酸，以养肝气""当冬之时，其饮食之味宜减咸而增苦，以养心气"（《寿亲养老新书·卷一》）的观点。随着对营养保健理论认识的深化，食养和食疗方法更加丰富多彩。《饮膳正要》一书被称之为古代营养学专著。它自健康人的实际饮食需要出发，以正常人膳食标准立论，制定了一套饮食卫生法则。另外，李东垣、朱丹溪等对饮食保健的有关原则和诸般宜忌也有很多精辟论述，也是他们身体力行的经验总结，更加丰富了食养的内容。

这一时期，不少养生学家均提出了自己的养生原则及理论，比如刘完素主张养生重在养气；张子和提倡祛邪扶正；李东垣注重调理脾胃；朱丹溪强调阴气保养。中医养生学发展至此，其理论渐趋完备，其方法更加丰富。

五、明清时期

明清时期提倡孔孟正统的程朱理学，一部分士大夫和知识分子弃士为医，或者转儒从医，先后出现了很多著名的养生学家，丰富和发展了中医养生学的内容。这一时期，中医养生保健专著的撰辑及出版达到了养生学史的鼎盛。从明代到新中国成立前夕的580多年中所出版和刊行的养生类著作比明清以前2200多年间所发行的总量还要多，其发展速度和传播广度在历史上是空前的。另外，中外医学交流活动也日益频繁，有的养生专著被译成外文出版发行，西方医药学著作传到中国的也增多，在一定程度上促进了中医养生学的发展。

明代以赵献可、张景岳为代表的温补派，反对滥用寒凉药物，主张用温补药物峻补命门，主张养生及治病均需保养真火。张景岳鲜明提出了"中年修理"以求振兴的卓越见解，对于防止早衰，预防老年病，具有积极的意义。

明清时期的养生家对于中医养生理论的认识，有了进一步的深化，丰富发展了养生的方法。①调养五脏法：李中梓在总结前人经验的基础上编著《寿世青编》一书，在调神、饮食、保精等方面提出了养心说、养肝说、养脾说、养肺说、养肾说，为五脏调养的完善做出了一定贡献。②药饵、饮食保健法。明代开始，药饵学说的发展进入了鼎盛时期，万密斋、龚廷贤、李时珍、李梴等医家，在继承了前人成就基础上，在理论和方药的运用原则与方法上都有了阐发和提高，对药饵养生形成比较完整的体系做出了贡献。③综合调理法。明清时期的养生保健专著，强调综合调理，简要易行。万密斋的《养生四要》，提出了"寡欲、慎动、法时、却病"的养生原则，对于违反这些原则而产生的疾病，皆列有药物救治方法。

明清时期防病保健强调动静结合。李梴在《医学入门》中指出"精神极欲静，气血极欲动"，提出静养精神，动养形体的辨证关系。人身之阴需要静，人身之阳需要动，静以养阴，动以养阳，动静适宜，切忌过动过静，否则就会造成阴阳偏颇，导致疾病。《老老恒言》载有散步专论，对散步的作用和要求等做了较为全面的论述。明清时期，经过很多养生家、医家及众人的辛勤工作，提炼更新，使导引养生更加系统、科学，导引的形式更加丰富。如静功和动功与武术的结合，促进了太极拳的发展，使其以独特的风格流传于国内外，深受人们喜爱，在养生保健中发挥了积极的作用。鸦片战争之后，因为保家卫国和练功健身的思想兴起，专论气功、导引、武术之著作也随之增多，武术健身因为具有"内练精气神，外练筋骨皮"的保健延年作用而被大范围普及和推广。此外明清时期很多养生专著都讲了颐养老年人的问题。

总之，在明清时期，中医养生学发展成为既有理论，又有实践的较为正统的、科学的、完整的专门学说。

六、近代与现代

1840 年鸦片战争以后，中国逐步地变成了一个半殖民地半封建社会。与此同时，兴起了全盘否定中华民族文化遗产的思潮，祖国医学横遭摧残。中国养生学也因此而濒于夭折，养生著作很少，理论和方法也没有任何进展，处于自发地、缓慢地发展阶段。

1949 年中华人民共和国成立后，中医养生学得到了较快发展，呈现出蓬勃向上的局面。特别是通过把传统的中医预防方法和现代医学的预防措施相结合，收到了切实可靠的防病保健效果，大大提高了人民的健康水平。全国各地广泛地建立养生保健科研机构，开展老年病防治的科研活动，全面研究养生保健的理论和方法应用，这些都起到了良好的作用。理论研究取得进展，进一步促进了养生保健实践活动的深入广泛开展。在整理古代文献、总结临床经验、结合现代研究的基础上，先后编著出版了多种专著和科普著作，对于提高民族素质和全社会的健康水平起到了积极作用。中医药院校培养传统养生专业人才，社会开办多种养生康复班、老年养生保健班等，推广传统养生保健的理论和方法。开展学术交流活动，进行多种形式及各个系统的防病保健学术交流会、研讨会，这些对中医养生保健都起到了很好的推动作用。

第二章

中医养生之法

　　中医养生学发展到今天，历经了数千年的研究和实践。历代医者和养生家根据个人情况、实际状态的不同和所处的具体时间、具体环境等，因时因地制宜，有针对性地采取了多种养生保健方法，综合辨证施养，如情志养生、饮食养生、运动养生、时令养生、经穴养生和体质养生等。

第一节 《黄帝内经》中的养生智慧

　　《黄帝内经》(以下简称《内经》)是我国现存医学文献中最早的一部典籍，是传统医学四大经典著作之一，被称为"医家之宗"。《内经》分为《灵枢》《素问》两部分，书中包含了丰富的养生思想，是中医养生学的开山之作，为养生学的发展奠定了系统的理论基础。

一、四时养生

　　《内经》认为，人与自然是一个有机的整体，与外界环境不可分割。人体生理功能随天地四时之气变化而不断进行自我调节，顺应自然界的运动变化，强调养生要与天地阴阳保持协调平衡，以使人体内外环境和谐。如《灵枢》认为："春生、夏长、秋收、冬藏，是气之常也，人亦应之。"告诉人们要顺应四时变化，调节阴阳平衡，以增强适应自然气候变化的能力。《灵枢》还认为："智者之养生也，必顺四时而适寒暑，和喜怒而安居处，节阴阳而调刚柔。如是则僻邪不至，长生久视。"说明人要达到延年益寿的目的，必须认识和掌握自然界四时变化规律，以避害趋利。《内经》中明确提出四时养生的原则："春夏养阳，秋冬养阴。"详细论述了四时养生的方法："春三月，此谓发陈，天地俱生，万物以荣，夜卧早起，广步于庭……秋三月，此谓容平，天气以急，地气以明，早卧早起，与鸡俱兴，使志安宁，以缓秋刑，收敛神气，使秋气平，无外其志，使肺气清，此秋气之应，养收之道也……冬三月，此谓闭藏，水冰地坼，无扰乎阳，早卧晚起，必待日光，使志若伏若匿，若有私意，若已有得，去寒就温，无泄皮肤，使气亟夺，此冬气之应，养藏之道也。"随四时变化，人的养生方式也要不断变化，方能达到养生的目的。

二、情志养生

养生理论中必不可少要谈及的内容便是情志养生，《内经》认为，人的正常精神活动状态包括喜、怒、忧、思、悲、恐、惊七种情志变化。如果遇到超过正常的生理活动范围的情志刺激，人体气机便会紊乱，脏腑阴阳气血失调，人就会生病。如《素问》认为："人有五脏化五气，以生喜怒悲忧恐。故喜怒伤气，寒暑伤形。暴怒伤阴，暴喜伤阳。厥气上行，满脉去形。喜怒不节，寒暑过度，生乃不固。""喜伤心""怒伤肝""忧伤肺""思伤脾""恐伤肾"。情志变化能够使气机发生变化，严重者可使气机紊乱，升降失调。《素问》还认为："怒则气上，喜则气缓，悲则气消，恐则气下，惊则气乱，思则气结。"同时说"心藏神"，即心为五脏六腑之大主，七情虽各有脏腑所属，但总统于心，七情中任何情志失调都可伤心，而心伤则会导致其他脏腑功能的失调。所以提出："恬惔虚无，真气从之，精神内守，病安从来。是以志闲而少欲，心安而不惧。"其意在于告诉人们要保持内心良好的心境，不能有过多过重的欲望，只有性情安定，才能够达到养生长寿的目的。若不能很好地调养精神，顺调意志，违反正常的生活规律，任性放纵，过分激动，会导致气血不和，阴阳失调，脏腑经络功能紊乱，从而引起内伤疾病。《灵枢》提出情志养生的原则，"智者之养生也……和喜怒而安居处"。

三、运动养生

运动养生是指通过采取运动的方式达到养生防病目的的理论和方法。《内经》中记载的运动养生方法有散步、导引、按跷、吐纳、冥想等，种类繁多、涉及广泛。《内经》认为，整个物质世界包括人类在内始终都处在不停地运动之中，并且将这种运动规律的表现形式概括为"升降出入"。明确指出，物质世界具有不断运动变化的本领和特性，运动的方式是"升降出入"，这个物质世界中的任何事物，无不在"升降出入"运动之中生生化化；无论是动物界的"生长壮老已"，还是植物界的"生长化收藏"，都存在着"升降出入"运动，"升降出入"运动是生命存在的基本方式。所以《素问》中说："无不出入，无不升降。"《内经》虽然主运动，但也重视静，反对"久坐、久卧"。运动养生的原则是动静结合，"动以养形，静以养神"。如《素

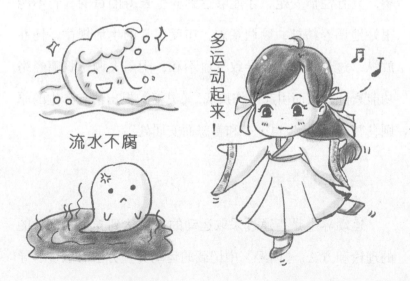

流水不腐

问》中记载了导引可以预防和治疗疫病的事例。《内经》还告诉我们常做头部按摩和漱咽运动，有补益延年的效果。

四、饮食养生

《内经》中有多篇专题论述饮食养生，占据了很大篇幅，是其养生思想的重要组成部分。饮食是人生存之必需，与人体健康密不可分，占有非常重要的地位，因此饮食的调摄在养生中至关重要。饮食养生的原则是"食饮有节""谨和五味"，明确指出饮食不节的危害。《灵枢》说："谷不入，半日则气衰，一日则气少矣。"《素问》认为，"饮食自倍，肠胃乃伤"。提倡膳食结构平衡，《素问》指出："五谷为养，五果为助，五畜为益，五菜为充，气味合而服之，以补精益气。"由"阴之所生，本在五味"可知谨和五味，以食（味）养生，饮食是气血生化之源。五味与五脏呈对应关系，即五谷、五畜、五果、五菜具有不同的五味，其对五脏的营养各有相应的作用。《素问》认为："肝色青，宜食甘……心色赤，宜食酸……肺色白，宜食苦……脾色黄，宜食咸……肾色黑，宜食辛。"若做到"谨和五味"以及"食饮有节"则"骨正筋柔，气血以流，腠理以密""长有天命"。《内经》有关饮食养生的思想还体现在以食养疾方面，认为病后饮食调养也很重要。比如《灵枢》认为："食饮者……寒温中适，故气将持，乃不致邪僻也。"寒温适中，正气维持正常，才能够阻止疾病进一步的恶变与发展。

五、房事养生

《内经》指出房劳可以损伤脾肾，容易造成早衰。如《素问》认为："醉以入房，以欲竭其精，以耗散其真，不知持满，不时御神，务快其心，逆于生乐，起居无节，故半百而衰也。"提出人要节欲，要"节阴阳而调刚柔"，才能够"长生久视"。《内经》虽然提倡节欲，但并不禁欲，对于房事讲究适度。通过适度的房事能够调节阴阳，保养精气，进而延年益寿。《素问》中记载："能知七损八益，则二者可调，不知用此，则早衰之节也。年四十，而阴气自半也，起居衰矣。年五十，体重，耳目不聪明矣。年六十，阴痿，气大衰，九窍不利，下虚上实，涕泣俱出矣。故曰：知之则强，不知则老。"因此，《内经》在提倡节欲的同时，还指出房事应采取科学的方法，才能有益于健康。

第二节　情志养生

情志养生是指通过控制和调节情绪以达到身心安宁、情绪愉快的养生方法。(《中国公民中医养生保健素养》第27条)

一、情绪与疾病

情志是人们对客观事物与人的需要之间的一种心理反应。凡是能够满足生理或心理需要的事物或现象，便会引起人肯定的态度，产生愉快、积极的情绪，否则便会引起否定的态度，产生不愉快、消极的情绪。

中医认为，人是一个有机的整体，以心、肝、肺、脾、肾五脏为核心，五脏能够化生五气，产生喜、怒、忧、思、恐五种情志。南宋名医陈无择在其著作《三因方》中提出了内因七情的概念，即喜、怒、忧、思、悲、恐、惊。心表现的情绪是喜悦，脾表现的情绪是思虑，肺表现的情绪是忧伤，肾表现的情绪是恐惧。喜、怒、忧、思、悲、恐、惊七情发生异常变化时，神、魂、魄、意、志五志也发生异常的变化。

正常的情志活动，是人的机体对外界刺激和体内刺激的一种保护性反应，不仅可以抗御病邪，协调脏腑功能，而且可以流通经脉气血，有益于身心健康。比如大自然五光十色、绚丽多彩的美景，都可以使人心情舒畅。过激的情志活动，则会损伤脏腑，扰乱气血，导致疾病。

（一）导致阴阳失调

阴阳两者之间的平衡协调，是人体生命活动的基础。中医学家认为，人体的生理功能体现在阴与阳对立统一的复杂关系之中。只有阴与阳处于相互对立、依存、消长和转化的协调统一之中，才能维持人体的正常生理活动。过激的情志活动伤阴损阳，是破坏阴阳平衡，导致阴阳失调的重要原因。

《灵枢》中说，喜怒不正常则伤脏，脏伤则会出现多种疾病。还说由于过度的惊吓，突然的惊恐，会导致气血分离，阴阳破散，经络阻滞不通，脉道闭塞，阴阳紊乱。暴怒伤阴，暴喜伤阳。厥气上行，就会导致血液外溢，出现卒中病证。因此，《灵枢》认为，过激的情志活动容易导致人体的阴阳失调，那么，要抗御邪气，长生久视，就必须使喜怒适度而居处安宁，适应四时气候的变化而调和刚柔。

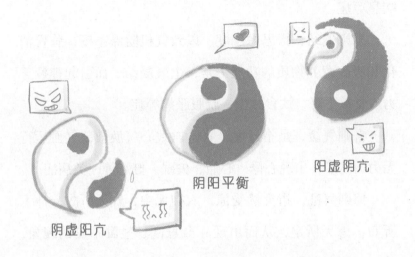

阴阳平衡

阳虚阴亢

阴虚阳亢

（二）导致气机紊乱

异常的情志活动伤及内脏，表现出各种各样的病证，但其基本病变特点是导致气机紊乱。最常见的有两种情况：一是气滞不行，即气在体内不能正常运行，阻塞不通；二是升降反作，即当升的不升，反而下降，当降的不降，反而上升。

恐则气下，指过于恐惧，以致肾气不固，血气内伤，面色苍白，胆战心惊，呆若木鸡，甚至大小便失禁。

悲则气消，指过度忧愁、悲哀，耗伤肺气，使得肺脏调节体内气机的功能和本身的呼吸功能异常，会出现短气、喘息等症。

思则气结，指思虑过度，以致气机阻滞不畅，脾胃消化和吸收营养物质的功能失常，上气凝结，而引起神疲乏力、食欲下降、饮食减少、脘腹胀痛等症。

喜则气缓，是指过度狂喜，以致心气涣散，气血运行无力而瘀滞，出现心悸、心痛、失眠、健忘等一类病症。

惊则气乱，指突然受惊，六神无主，气无所附，神无所归，虑无所定，从而出现心慌意乱、坐卧不安的现象，甚至因神志失守、心气散乱而出现僵直或癫痫的症状。

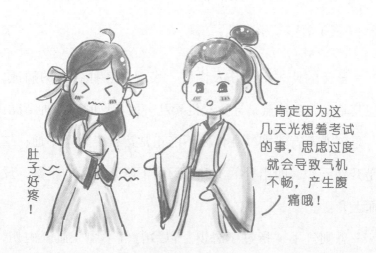

肚子好疼！

肯定因为这几天光想着考试的事，思虑过度就会导致气机不畅，产生腹痛哦！

（三）导致精血亏损

《素问》指出，心表现的情绪是喜。又说喜伤心，过喜则使心气涣散。由于心主血脉，心气涣散，所以气不能推动血液运行，血液运行不畅，五脏所藏的精液就失去统摄，而流失不止。因此暴喜伤心，使心无法主持血液在体内运行。暴怒使气上冲，血液会随气上逆，出现吐血、牙龈出血等血液外溢的情况。忧愁太过会耗伤肺气和肺的津液。大惊猝恐会使精气内损，肾脏的精气亏耗。思虑太久，使气机郁结，会伤脾损胃，从而导致精血亏乏。悲伤太过会使神气内消而竭绝生命。这些都说明剧烈的情志变化可以直接或间接地导致精血亏耗，使人多疾短寿。

（四）导致形损神伤

情绪致病伤人，和外感邪气不同。外感邪气多伤人的形体，而情绪致病，多先伤人的神气。《素问》中说"喜怒伤气，寒暑伤形"，就是这个道理。

心藏神，惊恐或思虑太过会损伤心神，心神受伤则心怯恐惧，失去主宰自身的能力。心属火，到冬季寒水当旺时，病必加重，甚至会死亡。心主血，心病则肌肉消瘦，皮毛憔悴，颜色枯槁无华。

脾藏意，如忧愁太过，日久不解会损伤脾气，脾气不抒则胸中烦乱，四肢不能举动，皮毛憔悴，颜色枯槁。脾属土，到春季木旺的季节，病必加重甚至会死亡。

肝藏魂，悲哀太过会伤魂，魂伤则会发生狂证，好忘事而不精明，皮毛憔悴，容颜枯槁。肝属木，到秋天金气当旺时，病必加重，甚至会死亡。

肺藏魄，如果喜乐太过，心火乘肺金，则伤魄，魄伤则神乱而发狂，行为反常，毫不顾及旁人，皮肤干燥，毛发憔悴，颜色枯槁。肺属金，到夏季火旺的时候，病必加重，甚至会死亡。

肾藏志，如果大怒不止则伤志，志伤则记忆力减退，好忘旧事，腰背不能俯仰屈伸，皮毛憔悴，容颜枯槁。肾属水，到夏季土旺的时候，病必加重，甚至会死亡。

因此，七情所伤，开始伤及脏腑之气，表现为本脏的功能失调和情志变化，随疾病进一步发展，必会伤及五脏，伤及形体，所以都会出现毛发憔悴、形色枯槁等症状。

二、调节不良情绪的方法

（一）节制法

节制法是指为防止七情过激，调节情绪节制感情，达到心理平衡的方法。

中医认为七情内伤是造成疾病的重要原因，七情过用必成灾。人一定要注意精神修养，节制自己的感情，比如少怒、少思、少愁、少悲等。

七情之中怒为三戒之首，是历代养生家最忌讳的一种情绪，对人体健康危害极大。怒由气生，气怒犹如人体中的一枚定时炸弹，不仅伤肝、伤胆，还会伤心、伤胃、伤脑等。怒气一发，气逆不顺，窒而不舒，伤身伤体。冠心病、消化性溃疡、高血压、精神病等大多是由于怒气或各种焦虑所致。历史上由于"怒"留下千古恨的故事很多，现实中因"怒"而铸成大错的例子也不少。因此我们应该克制住怒。制怒最根本的一条原则是以"理"制情。遇到可怒之事，用理性克服情绪上的冲动，用意识控制自己的情绪。易发怒者，可以在自己的床头、案头、办公桌的玻璃板处写下"豁达""息怒""忍耐"等字词，在发怒的第一时间能够看到，从而提醒自己用理性把"怒"的情绪冷静下来。

其他过激的情绪也应该有意识地加以控制，做到悲喜适可而止，心理怡然自得。从而能大大提高机体免疫能力，使各个器官的功能协调一致。

（二）宣泄法

宣泄法是指把心中的积聚、抑郁、郁闷、不悦、不可言状的隐情倾诉，或将不良情绪宣达、发泄出去，以解除心中的气结、思结、怒结等的一种方法。

1. 直接宣泄法

哭是痛苦的外在表现，是发泄悲哀的最好方式。这其实是一种心理上的保护措施，让自己的痛苦表现出来，获得释放，从而让自己变得舒服一些。目前有一种"叫喊疗法"，通过叫喊将闷在内心的悲愤发泄出去，使心理状态和精神状态平衡一致。有的地方还专门设立"宣泄室"，帮助人们宣泄心中的不悦。

2. 间接宣泄法

人在工作或学习中遇到不顺心的事，心中就会惆怅。当发生这种情况时，要先冷静下来，控制自己的情感，然后找知心朋友或者亲人倾诉苦衷，或者到郊外空旷之地大声呼喊，以宣泄内心的愤懑，从而使身体气机通畅，情绪得到缓解。朋友之间推心置腹的交谈可缩小"人际关系心理距离"，交流思想，可以碰撞出火花，增加友谊和快乐，解忧排难，利人利己，所以良好的人际关系是医治心理不健康的良药。中国著名相声艺术家侯宝林先生早在 20 世纪50 年代就曾建议在医院设"相声科"，用相声这种笑的艺术，对患者进行"笑疗"。

（三）疏导法

疏导法是指运用正确的引导性语言，通过劝说、解释、鼓励、安慰、启发、诱导等方法，帮助对方疏导情绪，解除思想负担，提高自信心。疏导法的内容和形式多种多样，需要针对不同人的精神状态和个性特征灵活运用，做到有的放矢。可以采取动之以情、晓之以理、喻之以例、明之以法的调理方式，逐步改变对方的精神状态与躯体状况。《内经》中说："告之以其败，语之以其善，导之以其所便，开之以其所苦。"指出治疗和调养的具体方法。运用疏导法，要注意疏导者的周围环境。在人多的场合，有些人不愿意吐露真情，所以选择安静而无干扰的环境，是非常必要的。

（四）转移法

转移法是指通过其他言行或者从事其他一些活动，加强人与人之间的沟通、交流，以转移注意力，调节心中消极情结，恢复心理健康的一种方法。转移法有广义和狭义之分。广义的转移法多指能使人精神愉快喜悦的方法，如音乐疗法，古代称五音疗法，利用音乐艺术调节患者情绪，改善不良的心理状况，促使疾病痊愈。狭义的概念多指运用具体的风趣诙谐的语言、文字、图画或滑稽的动作行为，嬉戏逗乐，引对方欢喜或发笑，从而达到治疗目的的一种心理疗法。

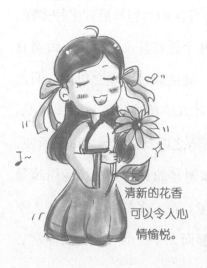

清新的花香可以令人心情愉悦。

转移法不仅常用于治疗忧愁、思虑、悲哀、愤怒等精神情志疾病及其导致的躯体病变，也可广泛用于多种心身疾患的预防。如恶性肿瘤的发生，一般认为与忧愁悲哀等不良的情绪密切相关。可通过转移法降低发病率。转移的方法很多，如欣赏音乐、戏剧、舞蹈、书法、诗歌，交友览胜、种花垂钓等。人心喜则笑，笑则乐，乐则口欲歌之，手欲鼓之，足欲舞之。通过转移法可以起到调节情绪、陶冶情操、怡养心神的作用。

（五）制约法

制约法即情志制约法，是以中医五行相克理论为依据而使用的一类方法。中医理论认为，人的正常情志活动可分属于五脏为五志，即喜属心火，怒属肝木，思属脾土，悲属肺金，恐属肾水。按照五行相克规律，推出五志相胜的理论，形成五志相胜疗法，即喜胜悲，悲胜怒，怒胜思，思胜恐，恐胜喜。

喜胜悲法，指火制约金法。即用各种幽默的、逗人的或使人兴奋的语言，让人尽快高兴起来，以克制其原有的悲忧过度的情绪及相关的躯体疾病。悲胜怒法，指金制约木法，即用各种语言方法使患者产生悲的情绪，以克制其愤怒过度及相关的躯体疾病。怒胜思法，指木制约土法，即用各种方法使患者发怒，以克制其思虑过度及相关的躯体疾病。思胜恐法，指土制约水法，可以用引导的语言，动之以情，晓之以理，促其反思，领悟事情实质，主动排解惊恐等不良情志。恐胜喜法，指水制约火法，如果一个人得意忘形、欢喜过度无法自制，可以通过吓唬的办法让其产生惊恐，从而恢复正常思维和理智，不至于长时间沉醉在过度伤身的大喜当中。

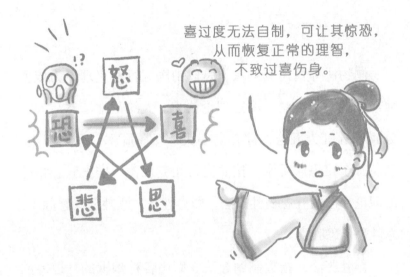

喜过度无法自制，可让其惊恐，
从而恢复正常的理智，
不致过喜伤身。

第三节　饮食养生

　　饮食是一个广泛的概念，人通过饮食补给机体生存的营养物质，维持人体正常生长发育。《汉书》说民以食为天，说明了饮食对人体的重要性。与其他养生方法相比，饮食养生更为重要。《中国公民中医养生保健素养》第28条指出，饮食养生：根据个人体质类型，通过改变饮食方式，选择合适的食物，从而获得健康的养生方法。中医饮食养生是指在中医基础理论指导下，研究饮食和人体健康的关系，通过合理选择食物，改善饮食习惯，注意饮食禁忌，科学摄取食物，从而达到预防疾病、维护健康、延年益寿的目的。

一、养生怎么吃

（一）平衡膳食

　　大千世界，食物种类繁多，所含营养各不相同。只有做到平衡膳食，合理搭配，才能满足养生的需要。

《中国公民中医养生保健素养》第 17 条指出，饮食要注意谷类、蔬菜、水果、禽肉等营养要素的均衡搭配，不要偏食偏嗜。《黄帝内经》里讲："五谷为养，五果为助，五畜为益，五菜为充。"意思就是谷物是人们赖以生存的根本，而水果、蔬菜和肉类等都是作为主食的辅助、补益和补充。

五谷，古代指五种谷物，一般是指粟、豆、麻、麦、稻。营养成分主要是碳水化合物，其次是植物蛋白质，脂肪含量不高。古人把豆类作为五谷是符合现代营养学观点的，因为谷类蛋白质缺乏赖氨酸，豆类蛋白质缺少蛋氨酸，谷类、豆类一起食用，能起到蛋白质相互补益的作用。五果即李、杏、枣、桃、栗。李酸、杏苦、枣甘、桃辛、栗咸，含有丰富的维生素、微量元素和食物纤维，还有一部分植物蛋白质。五畜指牛、犬、羊、猪、鸡五种畜类肉。肉类食物含有丰富的氨基酸，可以弥补植物蛋白质的不足。五菜是指各类菜蔬，能营养人体、充实脏气，使体内各种营养素更完善，更充实。菜蔬种类多，根、茎、叶、花、瓜、果均可食用。它们富含胡萝卜素、维生素 C 和 B 族维生素，也是膳食纤维的主要来源。

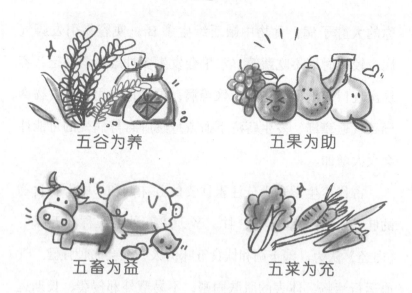

五谷为养　　　　　　　　五果为助

五畜为益　　　　　　　　五菜为充

　　饮食要全面配置，只有做到各种食物合理搭配，才可以使人体得到各种不同的营养补充。粮食、肉类、蔬菜、果品等，是饮食的主要组成部分，其中，谷类是主食，肉类为副食，水果为辅助，蔬菜要充足。这是人们生活中不可缺少的四大类食物，这些食物的合理搭配是十分重要的，是人体不可缺少的营养物质。因此，人们必须根据需要兼而取之，全面配置，才能保证人体的营养，有利于身体健康。

　　全面配置饮食对人体所需要的营养物质的摄取具有重大帮助，可以防止抵抗力低下，营养不良，甚至发育障碍的发生。如饮食中长期缺碘，便会使人甲状腺肿大，即俗称的大脖子病；食物中缺乏维生素 B_1，便容易引发脚气病；较长时期不吃蔬菜、水果会发生多种维生素缺乏，容易出现口腔溃疡及皮肤干燥等病；过多地食用油腻食物会导致气血壅滞，发生痔疮下血或疮疡肿毒等病变的可能性会大大增加。

古代养生学家十分注重饮食的五味调和。中医将食物的味道归纳为酸、苦、甘、辛、咸五种，统称"五味"。《内经》认为，善于调和饮食五味的人，就会筋骨强健，气血运行流畅，体表的肌肤固密，不易遭外邪侵袭，长期运用这种饮食养生方法，就会健康长寿。说明食物的五味调和得当，对人体大有益处。五味偏嗜太过则会导致五脏的功能活动失调，久而久之会引起相应脏气的偏盛偏衰。酸味食物具有促进食欲、健脾开胃的作用，但过量服食可引起胃酸增多，影响消化功能；苦味食物具有清热解毒、清热燥湿、清热泻火等功能，但多食则会引起胃痛、消化不良、腹泻等症；甘味食物能补养气血、调和脾胃，但过食则会壅滞气机、助湿生痰，甚至诱发消渴病；咸味有调节人体细胞和血液正常水钠代谢的作用，每天适量喝点淡盐水，可防止体内微量元素的缺乏。

粮食有粗细之分，一定要注意粗细搭配。细粮指经过精加工的粮食，口感好，但是营养物质丢失较多；粗粮指未经精加工的粮食或玉米、荞麦、燕麦、大麦等，尽管口感较差，但是含有大量的 B 族维生素、膳食纤维。粗细粮搭配，取长补短，养生健身。

荤素搭配，是指进食饭菜时，应有荤有素，合理搭配，不可以因为个人偏好而不吃肉或者不吃蔬菜。

中国居民平衡膳食宝塔（2016）

盐	<6克
油	25~30克

奶及奶制品	300克
大豆及坚果类	25~35克

畜禽肉	40~75克
水产品	40~75克
蛋类	40~50克

蔬菜类	300~500克
水果类	200~350克

谷薯类	250~400克
全谷物和杂豆	50~150克
薯类	50~100克

水	1500~1700毫升

（二）饮食有节

饮食有节主要包括饮食要有规律，适时适量。

1. 进食有规律

目前世界上大多数人均采用一日三餐进食，进食时间较为固定。一日三餐制是最符合日常生活、工作与学习的安排，能使摄入的各种营养满足自身机体的需要。一般情况下，早餐安排在 6:30 ～ 8:30，午餐安排在 11:30 ～ 13:30，晚餐安排在 18:00 ～ 20:00 为宜。《中国公民中医养生保健素养》第 19 条指出，早餐要好，午餐要饱，晚餐要少。

早餐宜好 经过一夜睡眠，胃肠已经空虚，此时若能进食，则营养得以补充，精力充沛。早餐要保证一定的饮食量，为上午的工作和生活提供充足的能量。除米面食品外，优质蛋白也应得到补充，如牛奶、豆浆、鸡蛋均含有丰富的蛋白质。

午餐宜饱 中午饭起着承上启下的作用，午饭要吃饱。白天能量消耗较大，上午的活动告一段落，下午仍需继续进行，应当及时补充。建议荤素搭配、干稀搭配、粗细搭配。

晚餐宜少 晚上接近睡眠，活动量小，不宜多食。如进食过饱，增加胃肠负担，会引起消化不良，影响睡眠。所以，晚饭进食要少一些，还要注意不可食后即睡，宜小有活动之后入寝。

一般早、中、晚餐的能量分别占总能量的30%、40%、30%为宜。如果饮食不适时，或者忍饥不食，则可能会导致胃肠功能紊乱，产生疾病。

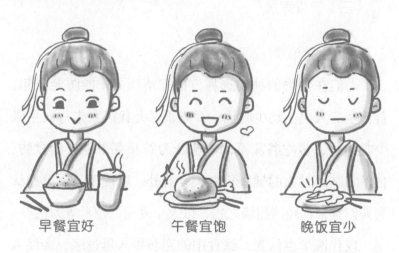

早餐宜好　　　　　午餐宜饱　　　　　晚饭宜少

2. 进食有节制

人体对饮食的消化、吸收、输布，主要靠脾胃来完成，进食定量，饥饱适中，恰到好处，则脾胃能够承受。长期过饥，会导致营养不良；过饱，则会出现胃腹部胀满、大便有异味等胃肠道症状。长此以往，有可能体重增加，日渐肥胖，甚至出现血压升高等症状。

《中国公民中医养生保健素养》第19条指出：饮食宜细嚼慢咽，勿暴饮暴食，用餐时应专心，并保持心情愉快。饮食不节，暴饮暴食，或饥一顿，或饱一顿，容易损害健康，造成早衰。历代养生家均认为食至七八分饱为最好，所以饮食节则身利而寿命益。

（三）饮食宜忌

1. 饮食宜清淡

人们在食物的种类选择方面宜清淡，才能防老延年。善养生的人应主动少吃肉，多吃饭。元代医家朱丹溪主张少吃肉食，多吃谷菽菜果。他认为谷菽菜果是天然食物、自然之味，对人的健康长寿大有益处。唐代医家孙思邈认为人们宜常食轻清甜淡之物，以大小麦曲、粳米等为佳。

现代医学也认为，饮食中的脂肪摄入量过多，会使人体血液中的脂质（脂蛋白、胆固醇）增加。中年以上的人如果摄入过多的肥肉类食物，易引起脂质代谢的失调和内分泌的改变，胆固醇在血液中堆积，会使管腔变窄，管壁变厚、变硬，形成动脉粥样硬化，动脉硬化就会进一步导致冠心病、高血压等疾病。因此，要控制脂肪的摄入，但又不能过分限制，否则会影响脂溶性维生素（如维生素 A、维生素 D）的吸收。因为植物油中主要含不饱和脂肪酸，不饱和脂肪酸可降低胆固醇在血中的含量，此外，植物油中含有谷固醇，谷固醇能影响食物中胆固醇在肠内吸收，所以可以用植物油代替动物油的摄入。

古代养生家还主张多吃蔬菜。如清代曹庭栋养生专著《养生随笔》中指出：蔬菜之属，每食所需。意思是说，人们的饮食物中，蔬菜必不可少。据调查，结肠癌的发病率与饮食密切相关，多吃蔬菜等含较多纤维的食物有助于预防结肠癌，以食肉为主的地区发病率显著高于食蔬菜的地区。蔬菜含有大量纤维素，蔬菜的纤维素在维持血糖正常方面，起着重要的作用。此外有的蔬菜维生素 C 含量丰富，维生素 C 不但是生命所必需的，且能防止癌症的发生。

2. 饮食需卫生

饮食卫生主要是指食物的清洁新鲜，以吃熟食为宜。如果食物放置时间过长，或者是保存不当变质，就会产生对身体有害的各种物质，给人体带来疾病，所以绝对不能食用。因为高温能杀死食物中的大部分微生物，尤其是肉类，所以应该熟透食用。

《中国公民中医养生保健素养》第 20 条指出：饭前洗

手，饭后漱口。就是告诉我们餐前注意手的卫生，避免病从口入；饭后注意口腔卫生，及时漱口，清除食物残渣，预防龋齿。中医名家张仲景认为：食必当漱，令齿不败而口香。讲明了漱口的重要性，不仅预防齿病而且清除口气。

3. 饮食有八忌

吃饭的目的，是把吃进的食物变为热量，以供应人体能量的消耗。有人认为"一日三餐美味佳肴，便可吃出个好身体来"，其实不然。有的人粗茶淡饭，食欲很好，身体照样很好，所以食欲是一种高级神经活动形成的精神状态，是建立在对食物的色、香、味的经验和条件反射基础上的。现代生理学认为，食欲好坏不仅与饥饿感有关，还与味觉、嗅觉的刺激，唾液的分泌及精神因素有关。因此，吃饭除了要有良好的食欲，还要讲究吃饭的科学，注意饮食八忌。

● 一忌吃得太饱。俗话说："饭吃八分饱，胃口好到老。"进食量经常超过胃肠道的消化能力，会使消化功能下降。特别是大量的食物残渣储存在大肠中，会被大肠中的细菌分解，产生有害物质，并经肠壁进入血液，造成血管的慢性病变，引起人的过早衰老。

● 二忌吃得太快。咀嚼是消化运动的第一步，吃得太快，唾液不能充分和食物混合，不利于消化。有些人喜欢用汤泡饭，不加咀嚼就将食物咽下，这样，食物难以消化，不利于人体吸收。

● 三忌偏食。长期食用一种食品，会造成不同程度的营养缺乏。人对营养的需要是多方面的，多样化的饮食可以增进食欲，因此，每餐最好是饭菜适宜，做到干稀搭配，粗细混做，荤素兼有。

● 四忌轻视早餐。根据我国目前生活水平，一般成年人 24 小时约需热量 12180 焦耳。早饭吃得太少或者不吃，会造成消耗超过储存。长期如此会出现心慌、头晕、记忆力减退、胃肠消化不良等病。

● 五忌饭菜太烫。饭菜过分烫热，容易将口腔、食管、胃黏膜烫伤，引起炎症。太烫的饭菜还是一个不良的慢性刺激，久而久之，可能会导致食管和胃的癌变。

● 六忌吃饭分心。吃饭时不要看书、看报或高声谈笑。因为吃饭和看书是两种不同的劳动。既吃饭又看书，需要同时供给消化器官和视觉神经氧气和营养，这样消化器官获得的血液就会相对减少。久之就会引起消化不良。

- 七忌边吃饭边喝水，或饭前大量喝水。边吃饭边喝水会加重胃肠负担，冲淡胃液，影响消化。
- 八忌抽烟酗酒。《中国公民中医养生保健素养》第20条指出不抽烟、慎饮酒，可减少相关疾病的发生。

二、养生吃什么

（一）养生的食物

《内经》中说：五谷为养，五果为助，五畜为益，五菜为充。气味合而服之，以补精益气。

五谷即粮谷类和薯类、豆类，是我国人民的主要食物。包括大米、小米、玉米、高粱，马铃薯、红薯、木薯等，豆类主要包括绿豆、红小豆、豇豆等，古代称为"菽"。谷类和薯类能够预防脾胃虚弱导致的食少纳呆，疲劳乏力，豆类适用于气血亏虚，脾胃不足的人。粮谷类不宜加工太细，避免损失水溶性维生素。豆类，则根据具体情况进行加工烹调。如黄豆制作成豆腐，提高了人的消化吸收率。

五果既包含坚果也包含水果。坚果包括核桃、松子、葵花籽等，可滋补肝肾，强健筋骨，是天然的健脑补品。水果中，鲜枣、山楂、草莓、柠檬等含有丰富的维生素C；

香蕉、苹果等含有丰富的维生素，可刺激消化液分泌，增加胃肠蠕动，减少毒物吸收，防止便秘。

五畜代表了所有动物源性食物，包括鱼虾肉蛋奶等。奶类和鱼类是优质蛋白质，特别是奶类，含钙丰富，易吸收，是极好的钙源。不同肉类食养作用不同。牛肉补脾胃、益气血，羊肉温中暖胃，乌鸡养阴退热、益脾补中，奶类多用于阴血亏虚、脾肾不足等。

五菜是根据蔬菜的可食部位来划分的。分为叶菜类、根茎类、瓜果类、鲜豆类和花菜及食用菌类。五菜大都能够提高机体免疫力，对于降低血糖、延缓衰老有重要作用。

（二）常用养生药膳

《中国公民中医养生保健素养》第 25 条指出，体质虚弱者可在冬季适当进补。

1. 清养型药膳

炒豆腐皮

豆腐皮一张，以水泡发，切丝，以素油煸炒，调以葱盐，顿食。有止汗功效。多汗、自汗、盗汗的病人宜食用。

玉米须煲瘦猪肉

玉米须 30 克，瘦猪肉 100 克。共煮汤，后去渣，喝汤食肉。玉米须性味甘平，有利尿通淋、止血降压的作用，瘦猪肉能濡润脏腑，又含丰富的蛋白质。两味合用，能补益气血，清利湿热。适宜于一般的糖尿病人食用。

清炒竹笋

鲜竹笋 250 克，切丝，以素油爆炒，调盐少许。适宜小儿痰热惊痫、发热头痛、妊娠眩晕者食用。并具有清热、消痰、镇静的功效。

鲜拌莴苣

鲜莴苣 250 克，洗净，去皮，切丝，以食盐、黄酒适量调拌，分顿佐餐食用。有通乳、利小便的作用。适宜于产妇乳少、小便不利的病人。

炒绿豆芽

新鲜绿豆芽适量，素油炒，拌以食盐，调料少许佐餐食用。有解热毒、利三焦的功效。适宜于热毒疮疡、小便赤热不利的病人。

烩鳝鱼丝

鳝鱼 500 克，去头骨内脏，洗净，切丝，先以油煸炒，烹酱油、醋、红糖少许，加水稍煮，加芡粉汁，汤明透即可。本品有补虚损、止血的功效。适用于体虚痔疮出血或泻痢脓血的病人。

2. 温补性药膳

冬虫夏草鸭

雄鸭 1 只，去毛及内脏，洗净，放砂锅或铝锅内，加冬虫夏草 10 枚，食盐、姜、葱调料少许，加水以小火炖，熟烂即可。本品能补虚助阳。适合于久病体虚、肢冷自汗、阳痿遗精的病人食用。

归参炖母鸡

母鸡 1 只，去毛及内脏，洗净，腹腔内装当归、党参各 15 克，葱、姜、黄酒、食盐少量。把鸡放在砂锅内，加水以小火煨炖，熟烂即可。有益气、养血、补虚的功效。适合于久病体虚、食欲不佳的人食用。

酱醋羊肝

羊肝 500 克，洗净，切片，外裹芡粉汁，热素油爆炒，烹以酱油、醋、糖、黄酒、姜葱调料，嫩熟即可。经常食用，能养肝明目，可治疗肝虚体弱、视物昏花、夜盲等症。

莲子猪肚

猪肚 1 个，洗净，内装水发去心莲子 40 粒，用线缝合，放锅中加水清炖熟透。待冷，猪肚改刀切成丝，与莲子共置盘中，加香油、食盐、葱姜蒜调料拌匀，即可食用，有健脾益胃、补虚功效。经常食用，对少食、消瘦、泄泻、水肿病人有治疗作用。

归地烧羊肉

肥羊肉 500 克，洗净，切块，放砂锅中，加当归、生地黄各 15 克，干姜 10 克，酱油、食盐、糖、黄酒、清水各适量，小火红烧，熟烂即可食用。本品能益气补虚，温中暖下。适合于病后、产后体虚瘦弱、消瘦盗汗、血虚宫冷、崩漏等病人食用。

第四节 运动养生

通过身体活动以增强体质、维护健康、延缓衰老、延长寿命的养生方法，即运动养生。依据现实情况，可分为传统运动养生和现代运动养生两个方面。

一、传统运动养生

（一）太极拳

太极拳是中华民族宝贵的民族遗产，其动作优美柔和，男女老幼皆宜，既能锻炼身体，又能防治疾病。平时运动时不受时间和季节的限制，因此不仅中国人民喜练，而且受到世界各国人民的欢迎。

1. 作用

常练太极拳可以增强血管的弹性。调查研究显示，老人如果经常打太极拳，其血压平均值和血管硬化发生率比不打太极拳的老人低。

常练太极拳可以畅通经络，培补正气。中医学认为，太极拳运动有畅通经络、培补正气的功效。只要坚持练习，到一定功夫便可通任、督、带、冲诸脉，增加丹田之气，使人精气充足、神旺体健。所以经常打太极拳，可以补益肾精、强壮筋骨、抵御疾病，从而达到延缓衰老、延年益寿的作用。

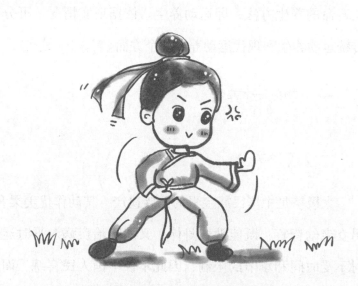

常练太极拳可以扩大肺活量，增强呼吸功能。练太极拳时须保持腹实胸宽的状态，要求呼吸匀、细、深、长、缓，这对增加肺活量、增强呼吸肌、提高肺的换气和通气功能均有良好作用。

2. 要领

手眼相应，以腰为轴，虚实分清。指打拳时必须上下呼应，融为一体，要求动作发于腰，动于手，出于意，眼随手转，两下肢弓步和虚步分清而交替。

含胸拔背，沉肩垂肘。指肩、胸、背、肘的姿势，肩不能耸而要沉，胸要含不能挺，肘不能抬而要自然下垂，全身要放松。

虚领顶劲。头颈似向上提升，颈正直了，身体的重心就能保持稳定，并保持正直，要松而不僵可转动。

式式均匀，连绵不断。指每一招一式的动作快慢均匀，而各式之间又是连绵不断。

意体相随，用意不用力。指肢体动作用意念引出，如果打拳时软绵绵的，打完整套拳身体不发热，不出汗，心率也没有什么变化，这就失去打拳的作用。如果随意用力，劲虽使得很大，随着意而暗用劲，外表却看不出来，也没什么效果。

动中求静，动静结合。即思想要集中于打拳，形动于外，心静于内，肢体动而脑子静。

（二）五禽戏

五禽戏，指模仿虎、鹿、熊、猿、鸟五种禽兽的动作而组编成的一套锻炼身体的方法。五禽戏的练法主要是用意念想着五种禽兽的活动，自然地引出相应动作来，按顺序完成整套动作。

1.作用

经常练习五禽戏可以达到强壮身体的目的，让人精神爽快，食欲增进，手脚灵活，步履矫健。五禽戏的五种功法虽然各有侧重，但又是一个整体，一套系统功法，如果经常练习而不间断，则具有养精神、益脏腑、通经络、调气血、活筋骨、利关节的作用。时常选择五禽戏锻炼，对提高人体的平衡能力、防止肌肉萎缩具有重要作用。

2.基本技法

虎戏

练虎戏要动作刚柔结合，变换自如，把老虎威武、勇猛的神态表现出来，如目光炯炯、摇头摆尾等。虎戏有助于增强体力。虎戏与人体肾脏相对应。中医认为，肾是人体先天之本，藏精主骨。老虎骨骼刚健，威武勇猛。虎戏模仿了老虎的行走跳跃等动作形态，可以锻炼人体骨骼和四肢，强身固本，使人有阳刚之气。

　　动作要领：自然站势，俯身，两手按地，做向前跃起的动作三次。再做向后跃起的动作两次。接着，努力将腰部向上拱起再放下，然后双膝跪地，两前臂匍匐在地，接着双膝抬起，身体尽量向前伸展，同时两手臂抬起，垂直按于地上，仰面朝天，稍后复原。最后，如虎行般以四肢前爬七步，后退七步。

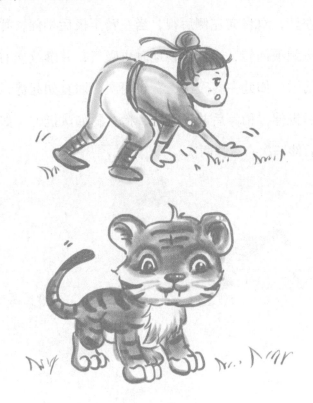

鹿戏

练鹿戏就要仿效鹿的舒展姿态，把鹿的探身、仰脖、缩颈、奔跑、回首等神态表现出来。鹿戏有利于舒展筋骨。鹿戏与人体肝脏系统相对应。肝主筋，司运动。鹿敏捷矫健，善于跳跃奔跑。鹿戏模仿了鹿轻盈灵活的体态动作，可舒展身体，增加人体关节的灵活性。

动作要领：四肢按地，吸气，先伸长颈项，然后头颈项左转，双目向左侧后视，当左转至极后稍停，呼气，然后头颈项回转，当转至朝地时再吸气，并继续向右转，一如前法。如此左转三次，右转两次。回复如起势，抬左腿向后挺伸，稍停后放下左腿，抬右腿如法挺伸。如此左腿向后伸三次，右腿两次。

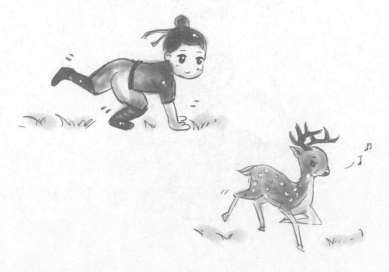

熊戏

练熊戏要表现出浑厚沉稳的神态，熊外形看似笨重，实际在沉稳之中又寓有轻灵之感。熊戏能使人体功能内外协调。熊戏与人体脾脏相对应。脾运化水谷精微，主肌肉。熊四肢发达，力大无穷，熊戏模仿了熊的动作体态，可增强脾的运化功能，帮助人体消化吸收，

动作要领：正面仰坐，两腿屈起，两手相叉抱膝，以抱膝之身左右触地各七次（指左脚和左手掌离地面）。当左脚、左手掌回落后即抬起右脚和右手掌。身躯亦随之左右摆动，如此左右交替，各做七次。

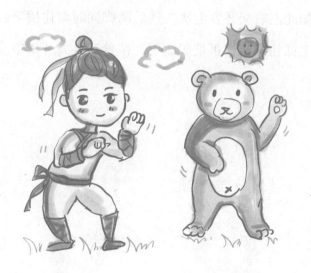

猿戏

猿戏可提高人的灵活性。练猿戏就要模仿猿的敏捷好动，表现出攀树登枝、纵山跳涧、摘桃献果的神态。猿戏与人体心脏相对应。心主血脉，藏神。猿性情活泼，敏捷机灵，猿戏模仿了猿的体态动作，练习猿戏可以活泼人的心志，愉悦人的心神，增强心脏功能。

动作要领：择一牢固横竿，自然站立，五指并拢，双手向上，如猿般抓握横竿，然后使两脚悬空，并作引体向上七次。接着先以左脚背勾住横竿，放下两手，头身随之向下倒悬，略停一会儿。然后换右脚，勾竿倒悬，略停一会。如此左右交替各七次。然后两脚同时勾住横竿，两手也向上抓住横竿，再把脚放下，接着双手离开横竿，自然

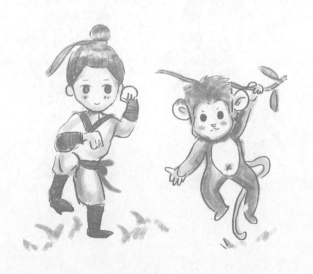

站立，最后用左右手交替按摩头脸部各七次。（循序渐进，量力而行）

鸟戏

练鸟戏主要是仿效仙鹤的昂然挺拔、悠然自得，要表现出亮翅、轻翔、独立等动作神态。鸟戏与人体肺脏相对应，练鸟戏能增强肺呼吸功能。肺主气，司呼吸，宣发水谷精微到达全身的各个地方以润养人体。鸟的飞行姿态飘逸轻盈，起落动作潇洒灵活。鸟戏模仿了鸟各种轻盈灵活的动作，同时配合呼吸吐纳运气，可以增强人体的肺脏呼吸功能。

动作要领：自然站立，左右手自然下垂，五指并拢，稍离大腿，手腕向上翘起。然后吸气，跷起左脚，接着两

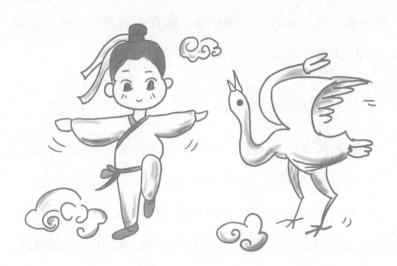

臂向上，最后平举，扬起眉毛，鼓足气力，双臂如鸟展翅欲飞状。呼气时，左腿回落地面，两臂回落腿侧。接着跷起右脚如法操作。如此左右交替各七次，然后坐下，两腿自然前伸。接着屈右腿，两手抱住右脚，拉近，使下巴在膝盖附近稍停一会儿，两手换抱左脚，如法操作，如此左右交替七次。最后起立，两手叉腰，然后两臂向上，两手指尖在头顶上方接触，像鸟振翅般上下伸缩七次。

3. 注意事项

华佗认为："夫五禽戏法，任力为之，以汗出为度。"练功时，全身放松，动作自然，情绪乐观。五禽戏动作各有不同，如熊之沉缓、猿之轻灵、虎之刚健、鹿之温驯、鹤之活泼等。练功时，应据其动作特点而进行，动作宜自然舒展，量力而行，不要拘谨，根据各戏意守要求，将意志集中于意守部位，要排除杂念，精神专注。

（三）易筋经

易筋经是一种意念、呼吸动作紧密结合的功法，是我国古代民间流传的一套健身锻炼方法。它不仅练肌肉、筋骨，同时也练气和意，通过锻炼来变易筋骨，使之强壮。坚持练习易筋经，可使肌肉粗壮有力，耐力也得以提高，长时间工作而不觉疲劳。本功法适用于体质虚弱、工作难以持久、容易疲劳者；青年人则可把它作为美姿运动，使自己体态匀称，关节灵活，肌肉丰满有力，皮肤细腻红润、柔韧结实。

在古本十二式易筋经中，所设动作如椿谷、载运、进仓收囤等都是仿效古代的各种劳动姿势而演化成的。活动以形体屈伸、俯仰、扭转为特点，以达到"伸筋拔骨"的锻炼效果。

易筋经的锻炼较艰苦，动作也单调，因此需要有坚强的毅力才能练成。每做一个动作，就要保持该姿势不动，并发力使肌肉紧张，而外观姿势不变，直至肌肉酸胀难忍时才算这一动作结束。练功时呼吸要自然流畅，不能憋气，待练到一定熟练程度后，就可以配合有节律的呼吸，以腹式呼吸为佳，要求呼吸缓慢，气沉丹田。易筋经共十二式，练功者可根据自己的身体情况选练几式，也可将十二式连续做完。

1. 易筋经十二式

韦驮献杵

口诀：立身期正直，环拱手当胸。气定神皆敛，心澄貌亦恭。

要点：练功者，要自然呼吸，两腿挺直，两足跟内侧相抵，脚尖向外，两臂屈肘，成直身立正姿势，躯干正直，头顶之百会穴与腹下的长强穴成一条直线，指头向上，掌心相对（10厘米左右距离）；双目平视，定心凝神；然后双手向前合十，停于胸前腔中穴外，势定后约静立一分钟。

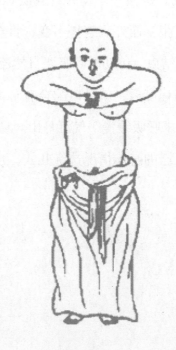

横担降魔杵

口诀：足趾挂地，两手平开。心平气静，目瞪口呆。

要点：接上式，吸气时胸部扩张，臂向后挺；呼气时，指尖内翘，掌向外撑，手掌从胸前向身体侧平开，手心朝上，成双臂一字状；同时两足后跟翘起，脚尖着地，两目视前方，心平气和。反复进行 8 ～ 20 次。

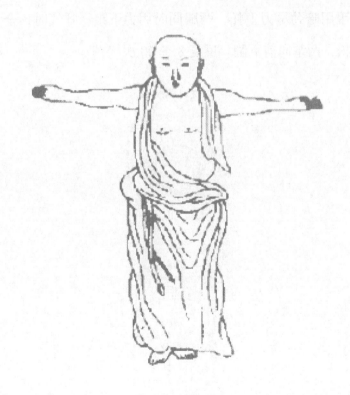

掌托天门

口诀：掌托天门目上观，足尖着地立身端。力周腿胁浑如植，咬紧牙关不放宽，舌可生津将腭舐，鼻能调息觉心安。两拳缓缓收回处，用力还将挟重看。

要点：接上式，逆吸，两手掌分别上拍，至双臂成"U"字状时，双肘微弯，双掌心朝上，尽力上托；同时咬齿，舌舐上腭，鼻息调匀。势定后约静止半分钟。吸气时，两手用暗劲尽力上托，两腿同时用力下蹬；呼气时，全身放松，两掌向前下翻。反复 8 ～ 20 次。

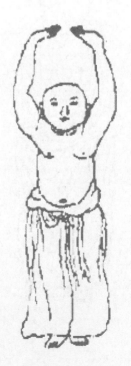

摘星换斗

口诀：只手擎天掌覆头，更从掌内注双眸。鼻端吸气频调息，用力回收左右侔。

要点：右脚稍向右前方移步，与左脚形成斜八字，随势向左微侧；屈膝，提右脚跟，身向下沉，右虚步。右手高举伸直，掌心向下，头微右斜，双目仰视右手心；左臂屈肘，自然置于背后。吸气时，头往上顶，双肩后挺；呼气时，全身放松，再左右两侧交换姿势锻炼。连续5～10次。

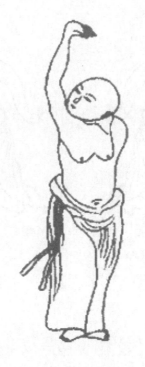

倒拽九牛尾

口诀：两腿后伸前屈，小腹运气放松；用力在于两膀，观拳须注双瞳。

要点：接上式，逆呼吸，右脚跨前一步，屈膝成右弓步。右手握拳，举至前上方，双目观拳；左手握拳，左臂屈肘，斜垂于背后。左掌顺式变拳，拳心朝上停于体后，两肘皆微屈；力在双膀，目视右拳。再身体后转，成左弓步，左右手交替进行。随呼吸反复 5 ～ 10 次。

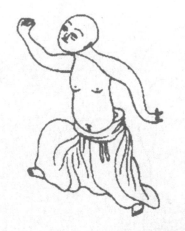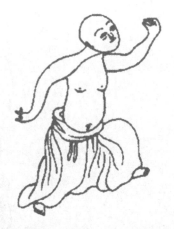

出爪亮翅

口诀：挺身兼怒目，推手向当前；用力收回处，功须七次全。

要点：两脚开立，两臂前平举，立掌，掌心向前，十指用力分开，虎口相对，提左脚落于右脚内侧成立正姿势；同时双拳回收于腰际，拳心朝上，继而用鼻吸气挺身，怒目，双拳变立掌，向体前推出，掌心朝前，掌根尽力外挺；然后鼻呼气，双掌再变握拳，从原路回收于腰际，拳心向上；再用鼻吸气，双拳变双掌前推，如此反复七次；意在天门。

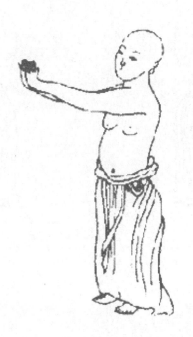

九鬼拔马刀

口诀：侧首弯肱，抱顶及颈；自头收回，弗嫌力猛；左右相轮，身直气静。

要点：脚尖相衔，足跟分离成八字形；右拳变掌从腰际外分上抬，至大臂与耳平行时，拔肩，屈肘，弯腰，扭项，右掌心朝内停于左面侧前，如抱头状；同时左拳变掌，回背于体后，尽力上抬。左右交换。反复 5 ~ 10 次。

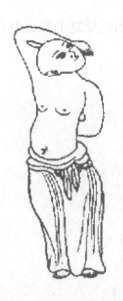 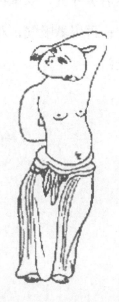

三盘落地

口诀：上腭坚撑舌，张眸意注牙；足开蹲似踞，手按猛如拿；两掌翻齐起，千斤重有加；瞪目兼闭口，起立足无斜。

要点：左脚向左横跨一步，屈膝下蹲成马步。上体挺直，两手叉腰，再屈肘翻掌向上，小臂平举如托重物状；稍停片刻，两手翻掌向下，小臂伸直放松，如放下重物状。动作随呼吸进行，吸气时，如托物状；呼气时，如放物状，反复5～10次。收功时，两脚徐徐伸直，左脚收回，两足并拢，成直立状。

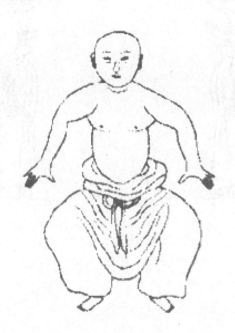

青龙探爪

口诀：青龙探爪，左从右出；修士效之，掌气平实；力周肩背，围收过膝；两目平注，息调心谧。

要点：两脚开立，两手成仰拳护腰，两目平视，左足回收于右足内侧，成立正姿势；鼻呼，左掌自胸前变拳，顺势回收于腰际，右掌自胸前变爪，五指微屈，力周肩背，向体左伸探。左右交换，动作相反。连续 5 ～ 10 次。

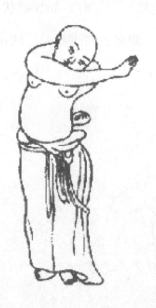 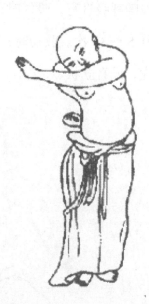

卧虎扑食

口诀：两足分蹲身似倾，屈伸左右腿相更；昂头胸作探前势，偃背腰还似砥平；鼻息调元均出入，指尖著地赖支撑；降龙伏虎神仙事，学得真形也卫生。

要点：上式结势为双拳停于腰际。右脚向前迈一大步，左脚跟提起，脚尖着地，成右弓步；同时俯身、拔脊、塌腰、昂头，两臂于体前垂直，两掌十指撑地，意在指尖。如此反复，随呼吸而两臂屈伸，上体起伏，前探后收，如猛虎扑食。动作连续 5 ～ 10 次后，换左弓右扑势进行，动作如前。

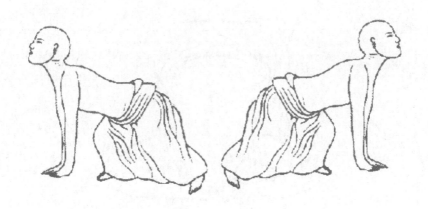

打躬击鼓

口诀：两手齐持脑，垂腰至膝间；头惟探胯下，口更齿牙关；掩耳聪教塞，调元气自闲；舌尖还抵腭，力在肘双弯。

要点：两脚开立，脚尖内扣。双手仰掌缓缓向左右而上，头部探于胯下，同时两肘用力，两掌心掩塞两耳，两掌夹抱后脑，用力合抱头后部，手指弹敲小脑后部片刻。配合呼吸做屈体动作；吸气时，身体挺直，目向前视；呼气时，直膝俯身弯腰，两手用力使头探于膝间作打躬状，勿使脚跟离地。根据体力反复 8 ～ 20 次。

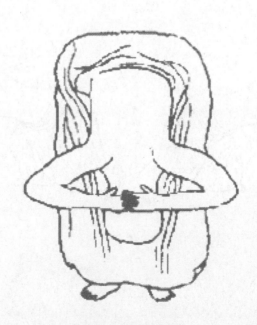

摇头摆尾

口诀：膝直膀伸，推手自地；瞪目昂头，凝神一志；起而顿足，二十一次；左右伸肱，以七为志；更作坐功，盘膝垂眦；口注于心，息调于鼻；定静乃起，厥功维备。

要点：两腿开立，双手仰掌由胸前徐徐上举至头顶，目视掌而移，身立正直，勿挺胸凸腹；十指交叉，旋腕反掌上托，掌以向上，仰身，腰向后弯，目上视；然后上体前屈，双臂下垂，推掌至地，昂首瞪目。呼气时，屈体下弯，脚跟稍微离地；吸气时，上身立起，脚跟着地；势定后脚跟落地，再提起，三次后即伸膀挺肘一次；脚跟共顿地二十一次，伸膀七次；然后起立，成立正姿势。

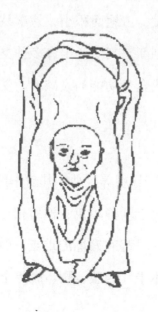

2. 作用

青少年经常练习易筋经，有利于肌肉、骨骼的生长发育，并纠正身体的不良姿态；老年人、体弱者经常练此功法，可预防老年性肌肉萎缩，促进血液循环，加强全身的营养和吸收，利于加快慢性疾病的恢复以及延缓衰老。

（四）八段锦

八段锦，即八段动作，古人认为这八段动作美如画锦，故称八段锦。八段锦把运动肢体与按摩、吐纳相结合。它距今已有800多年的历史，是中国民间流传较广，作用较好的一套健身操。由于八段锦动作简单，运动量不大，人人可行，随时可做，占地面积小，易学易练，并在实践中不断加以修改、创新，又演变出许多种类。八段锦特别适合于各脏腑组织或全身功能的衰减者，受到老年人、慢性病患者喜爱。

1. 作用

"八段锦"属于导引养生功，其动作具有柔和缓慢、圆活连贯、松紧结合、动静相兼、神形相合、气寓其中的特点。八段锦的每一段都有锻炼的重点，而综合起来，则是对五官、头颈、躯干、四肢、腰、腹等全身各部位进行了锻炼，对相应的内脏及气血、经络起到了保健、调理作用，是机体全面调养的健身功法。

长期习练八段锦可以平衡阴阳、疏通经络、分解黏滞、滑利关节、活血化瘀、强筋壮骨、增强体质。也可以排除郁闷烦躁、情绪低落、精神状态压抑等心理障碍，从而使精神振奋。

从现代医学来看，八段锦运动强度适中，是典型的中等强度的有氧运动，虽然其运动强度不高，但长时间运动可以消耗体内及皮下多余的脂肪。其次，习练八段锦可以增加肌肉力量。此外，八段锦练习要求"神形相合，气寓其中"，即整套动作要达到意动形随、神形兼备。这可以使锻炼者的注意力明显提高，并有效建立神经系统与肢体动作的和谐一致，从而使锻炼者对信号的反应能力及动手操作能力得到协同发展，有利于人们保持良好的精神状态和高雅气质。

2. 要领

练习八段锦应闭口，舌抵上腭，双目平视，精神安定，意守丹田，头似顶悬，全身放松，呼吸自然。

柔刚结合。在练习八段锦时要求全身肌肉、神经均放松，身体重心放稳。然后根据动作要领，有轻缓、有用力的动作。练功时始终注意松中有紧，松力时要轻松自然，用力要均匀，稳定而且含蓄在内。

意守丹田。八段锦的运动要求"用意引导动作"。意到身随，动作不僵不拘，要心情舒坦，精神安定，意识与动作融为一体。姿势自如，强调"意守丹田"，意练重于体练。

精神安定。练久练熟后，逐步有意识地用呼吸与动作配合，做到呼吸深、长、匀、静，一般动作开始以吸气为多，动作终了以呼气为多，意念与每个动作的要领相配合。

3. 功法操作

第一式　两手托天理三焦

口诀：十字交叉小腹前，翻掌向上意托天，左右分掌拨云式，双手捧抱式还原，式随气走要缓慢，一呼一吸一周旋，呼气尽时停片刻，随气而成要自然。

要点：两臂外旋微下落，两掌五指分开在腹前交叉，掌心向上，目视前方。两腿挺膝伸直，同时，两掌上托于胸前，随后两臂内旋向上托起，掌心向上，抬头，目视两掌。两掌继续上托，肘关节伸直，同时，下颏内收，动作稍停，目视前方。两腿膝关节微屈，同时，两臂分别向身体两侧下落，两掌捧于腹前，掌心向上，目视前方。全部动作一上一下为一次，共做六次。

第二式 左右开弓似射雕

口诀：马步下蹲要稳健，双手交叉左胸前，左推右拉似射箭，左手食指指朝天，势随腰转换右式，双手交叉右胸前，右推左拉眼观指，双手收回式还原。

要点：重心右移，左脚向左开步站立，膝关节缓慢伸直；两掌向上交叉于胸前，左掌在内，目视前方。右掌屈指向右拉至肩前，左掌呈八字掌，左臂内旋，向左侧推出，与肩同高，同时，两腿屈膝半蹲，成马步，动作略停，目视左前方向。重心右移，两手变自然掌，右手向右划弧，与肩同高，掌心斜向前，重心继续右移。两手画弧，右式动作与左式动作相同，只是左右相反。"左推右拉似射箭"一左一右为一次，共做三次。做第三遍最后一动时，身体重心继续左移，右脚回收成开步站立，膝关节微屈；同时，两掌下落，捧于腹前，目视前方。

第三式 调理脾胃须单举

口诀：双手重叠掌朝天，右上左下臂捧圆，右掌旋臂托天去，左掌翻转至脾关，双掌均沿胃经走，换臂托按一循环，呼尽吸足勿用力，收式双掌回丹田。

要点：两腿挺膝伸直，同时左掌上托，经面前上穿，随之臂内旋上举至头的左上方，右掌同时随臂内旋下按至右髋旁，指尖向前，动作略停。两腿膝关节微屈，同时左臂屈肘外旋，左掌经面前下落于腹前，同时右臂外旋，右掌向上捧于腹前，目视前方。右式动作与左式动作相同，但左右相反。该式一左一右为一次，共做三次。做到第三次最后一动时，变两腿膝关节微屈，右掌下按于右髋旁，指尖向前，目视前方。

第四式　五劳七伤往后瞧

口诀：双掌捧抱似托盘，翻掌封按臂内旋，头应随手向左转，引气向下至涌泉，呼气尽时平松静，双臂收回掌朝天，继续运转成右式，收式提气回丹田。

要点：两腿挺膝，重心升起，同时两臂伸直，指尖向下，目视前方。上动不停，两臂外旋，掌心向外，头向左后转，动作稍停，目视左斜后方。两脚膝关节微屈，同时两臂内旋按于髋旁，指尖向前，目视前方。右式动作与左式相同，方向相反。该式一左一右为一次，共做三次。做到第三次最后一动时，变两腿膝关节微屈，同时两掌捧于腹前，目视前方。

第五式　摇头摆尾去心火

口诀：马步扑步可自选，双掌扶于膝上边，头随呼气宜向左，双目却看右足尖，吸气还原接右式，摇头斜看左足尖，如此往返随气练，气不可浮意要专。

要点：重心左移，右脚向右开步站立，同时两掌上托至头上方，肘关节微屈，掌心向上，指尖相对，目视前方。两腿屈膝半蹲成马步，同时两臂向两侧下落，两掌扶于膝关节上方。重心向上稍升起，随之重心右移，上体向右侧倾，俯身，目视右脚面。重心左移，同时上体由右向前、向左旋转，目视右脚跟。重心右移，成马步，同时头向后摇，上体立起，随之下颏微收，目视前方。右式动作与左式动作相同，方向相反。该式一左一右为一次，共做三次。做完三次后，重心左移，右脚回收成开步站立，同时两臂经两侧上举，掌心相对，两腿膝关节微屈，同时两掌下按至腹前，指尖相对，目视前方。

第六式　两手攀足固肾腰

口诀：两足横开一步宽，两手平扶小腹前，平分左右向后转，吸气藏腰撑腰间，势随气走定深浅，呼气弯腰盘足圆，手势引导勿用力，松腰收腹守涌泉。

要点：两腿挺膝伸直站立，同时两掌指尖向前，两臂向前、向上举起，肘关节伸直，掌心向前，目视前方。两臂屈肘，两掌下按于胸前，掌心向下，指尖相对。两臂外旋，两掌心向上，随之两掌掌指顺腋下后插。两掌心向内沿脊柱两侧向下摩运至臀部，随之上体前俯，沿腿后向下摩运，经脚两侧至于脚面，抬头目视前下方，动作略停。两掌沿地面前伸，随之用手臂带动上体立起，两臂肘关节伸直上举，掌心向前。该式一上一下为一次，共做六次。做完六次后两腿膝关节微屈，同时两掌向前下按至腹前，掌心向下，指尖向前，目视前方。

第七式 攒拳怒目增气力

口诀：马步下蹲眼睁圆，双拳束抱在胸前，拳引内气随腰转，前打后拉两臂旋，吸气收回呼气放，左右轮换眼看拳，两拳收回胸前抱，收脚按掌式还原。

要点：重心右移，左脚向左开步，两腿半蹲成马步，同时两掌握拳于腰侧，大拇指在内，拳心向上，目视前方。左拳向前冲出，与肩同高，拳眼向上，目视左拳。左臂内旋，左拳变掌，虎口向下，目视左掌。左臂外旋，肘关节微屈，同时左掌向左缠绕，变掌心向上后握住，大拇指在内，目视左拳。屈肘，左拳回收至腰侧，拳心向上，目视前方。右式动作与左式动作相同。该式一左一右为一次，共做三次。做完三次后，重心右移，左脚回收成并步站立，同时两拳变掌，垂于体侧，目视前方。

第八式　背后七颠百病消

口诀：两腿并立撇足尖，足尖用力足跟悬，呼气上顶手下按，落足呼气一周天，如此反复共七遍，全身气走回丹田，全身放松做颠抖，自然呼吸态怡然。

要点：两脚跟提起，头上顶，动作稍停，目视前方。两脚跟下落，轻震地面。该式一起一落为一次，共做七次。

二、现代运动养生

（一）散步

散步是指和缓地、闲散地行走。通过闲散从容的行走，再加上轻松畅达的情绪、四肢自然而协调的动作，使全身关节筋骨得到适度的运动，利关节而养筋骨，畅神志而益五脏，使人气血流通，经络畅达，持之以恒则能身体强健，延年益寿。俗话说："人老腿先老。"腿足的行动状态是生长、发育和衰老的一个标志。古代养生家认为腿足的健康与脾肾肝密切相关，人至老年，如能步履稳重，行走从容不迫，就是身体健康的表现。主张早起、饭后和睡前散步。所以有"夜卧早起，广步于庭""每夜入睡时，绕室行千步，始就枕"的说法。

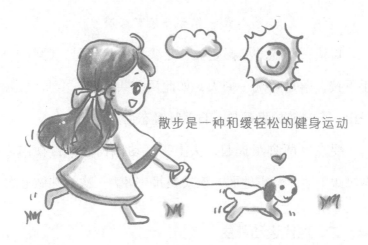

散步是一种和缓轻松的健身运动

散步是一种和缓轻松的健身运动。散步时会引起心跳加快，心排血量增加，对心脏是一种很好的锻炼；饭后散步可以增强消化腺的分泌，促进胃肠有规律地蠕动，有利于食物的充分吸收；可以活动筋骨，锻炼肌肉，达到强健脚足的目的。散步是一种怡情抒怀的活动。在新鲜空气，幽雅环境中散步，会使人神清气爽，心旷神怡；在繁忙的工作和紧张的脑力劳动后散步，可以消除大脑的疲劳，促进睡眠。散步可以促进新陈代谢，增加能量消耗，促进体内多余脂肪的利用，从而有助于防治糖尿病和避免肥胖；对有胃肠功能紊乱引起便秘的老年人，散步也有助于通便。

1. 要领

散步前，需要保持全身自然放松，调匀呼吸，然后再从容散步。若身体拘束紧张，则会影响肌肉和关节的活动，达不到锻炼的目的。在散步时，步履宜轻松，宜从容和缓，不要匆忙，百事不思。须注意循序渐进，量力而为，做到形劳而不倦。

2. 作用

对呼吸系统的影响。既能满足肌肉运动时对氧供给的需要，又能提高呼吸系统的功能，特别是膈肌活动幅度的增加，可收到类似气功的妙用，可缓解神经肌肉的紧张，特别是对于年龄较大的脑力劳动者来说帮助更大，能活动人体下肢肌肉、关节。通过散步，防止肌肉萎缩，保持关节灵活性，有助于全身血液循环。可使心脏输出的血流量增加。对肥胖症有一定疗效。散步可促进人体的新陈代谢，增加人体能量的消耗。

（二）跑步

跑步是一种人人都可参加的运动，轻松愉快、简单易行。不同于竞技性的一般长跑或者激烈的竞赛性跑步，自己跑步时不需要记录速度，不需要限制距离，只要求自我感觉轻松、自在就可以了。因为跑步锻炼比散步更能提高人体的技能，所以跑步被认为是"最完美的运动"。

　　跑步是一项锻炼较全面的运动，具有广泛性和节奏性两大特点。跑步时除了头面部分肌群活动幅度较小外，其他全身组织器官都可以有效地活动，特别是呼吸和血液循环系统活动量最大；跑步时有一个腾空和着地的过程，这对内脏也是一个运动。跑步可分为慢跑、变速跑、定时跑、原地跑四种。初练者宜先慢速跑，然后练习变速跑，再逐步提高到定时跑。若受环境或气候的影响，可采用原地跑。据对经常跑步和不常运动的各 300 人进行调查，结果显示，后者的动脉硬化发生率远远高于前者；运动时间长而缓和的，对降低胆固醇较明显，反之则不明显。因此，长距离慢跑，对预防动脉硬化有利，是适合中老年人练习的项目。

　　慢跑　由名字可知跑步的速度并不快，通常比走步稍快一些。开始慢跑活动时可以分为三个步骤：一是预备活动，二是慢跑，三是放松。跑步前应缓慢地伸展肢体，使全身肌肉筋骨得到放松，呼吸适应运动的需要，一般准备时间 2 ～ 3 分钟即可，跑步时双臂自然摆动，上半身稍微前倾，全身肌肉尽量放松；慢跑时要前脚掌着地，脚步轻快；跑的时候，步伐最好能配合自己的呼吸，用鼻吸气，用嘴呼气。跑 2 ～ 3 步，吸口气，再跑 2 ～ 3 步，呼口气。跑步的速度，以边跑边能与别人说话而不觉得气短、难受为宜。初练时，每次可慢跑 10 分钟左右，适应后可逐渐增加到 15 ~ 20 分钟，最好坚持每天锻炼一次。跑步结束时，不要突然停下来，要缓缓步行或原地踏步，做些放松活动，使肌肉放松，全身逐渐安静，恢复常态。

变速跑 指慢跑与中速跑交替进行的一种跑法。中速跑较慢跑的速度快，上身更向前倾，摆臂的幅度、频率较大，两脚迈得也快，运动强度比慢跑大。为了适合老年人的锻炼，将慢跑与中速跑交替进行，即变速跑，可为锻炼者由慢跑过渡到中速跑打下基础。

原地跑 是一种不受场地、气候、设备等条件限制的跑步锻炼方法。初练者以慢跑姿势进行较好，开始可只跑 50 ~ 100 复步（一左一右称一复步），锻炼 4 ~ 6 个月后，每次可跑 500 ~ 800 复步。在原地跑时可以用加大动作难度的方法来增加运动量，如高抬腿跑等。跑步的地点宜平整。

定时跑 有两种跑法，一是只要求跑一定的时间，不计距离，不限速度；二是要求在规定时间内跑完规定的距离。两种方法可以分开进行或交替进行。这种跑步方法对提高年老体弱者的耐力、体力大有好处。

（三）游泳

游泳运动是凭借自我支撑力和推进力在水里活动或游进，属于水上运动项目之一，是夏季最为适宜的健身运动。古代人为了生存，必然要在水中捕捉水鸟和鱼类做食物，故居住在江、河、湖、海一带的古代人，通过观察和模仿鱼类、青蛙等动物在水中游动的动作，逐渐学会了游泳。游泳是较好的一项养生运动，近年来受到人们的喜爱。大暑盛夏炎热，酷暑难消，游泳既可让人得到乐趣，消暑去热，又能让人从中得到锻炼。站在齐胸深的水中，呼吸肌可得到有效的锻炼，游泳时，人在水中承受的压力比在空气中大许多倍。经常游泳的人，心脏功能得到锻炼，心肌发达，收缩能力强。

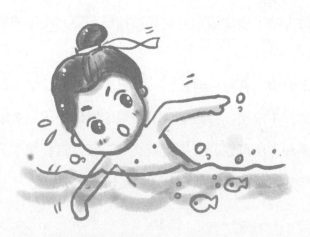

经常游泳，能使人体肌肉富有弹性，体型健美。游泳过程中全身肌肉有节奏地进行着紧张收缩、放松舒张的交替活动，既锻炼了肌肉，也消耗多余的脂肪。经常在冷水中锻炼，增强了人体对温度变化的适应能力，从而关节机能得到改善。

游泳时可以加大心脏的血搏出量，增粗肌纤维，有利于治疗儿童佝偻病，增强肌力和体力；增大肺活量，调整呼吸节律，调节神经系统的反应，加强呼吸功能；对于老人，有利于胆固醇分解和预防冠心病的发生。

游泳时，水流和波浪对身体的摩擦和冲击还形成了水对人体的特殊"按摩"。这样能使全身肌肉得到放松，紧张的神经得到休息，可以对经常失眠的人进行有效的催眠。

游泳时，人体各部分的器官都参与活动，从而加大了能量的消耗，促进了新陈代谢，增强了神经、呼吸和消化等系统的功能。

（四）跳绳

跳绳因简单易行，所需器械简单，对场地要求不高，是一项适合大众的体育健身运动，现今已成为全世界流行的健身方法之一。跳绳适用人群范围广，受到人们的广泛喜爱。

1. 跳绳的养生保健作用

跳绳可以增强人体心血管、呼吸系统功能，增强脑细胞活力，提高思维和想象力，并能锻炼肌肉以及神经系统，训练弹跳、速度、平衡、耐力及爆发力，使动作敏捷，消除多余脂肪，达到健美形体的目的。

2. 跳绳的练习方法

首先测量绳子的长度，将绳子双折，其长度要从腋下到达地面。然后双手放身侧成垂直状，即手与手臂成直角。开始跳时先把两个绳头都握在右手里，开始挥动，一圈又一圈地绕转，直到右手能活动自如，再换左手，做同样的动作。双脚齐跳，没有弹回作用；每跳起一次，绳子就从

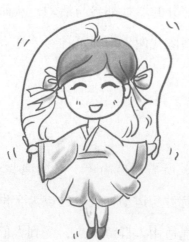

跳绳是非常好的
健身运动！

脚下穿过一次，速度慢可增加腿部韧力，速度快可增加耐力并消耗脂肪。

（五）健身球

健身球是一种将圆球置于掌心，用五指按动，使之依顺时针或逆时针方向旋转，以达到强身保健目的的一种养生运动方法。

中医认为，此项运动能调和气血，舒筋健骨，强壮内脏，健脑益智。锻炼要持之以恒，经常坚持练习，对偏瘫后遗症、颈椎病、肩周炎、冠心病、手指功能障碍等疾病均有较好疗效。圆球外表要光洁，一般以玉石制成者为佳，由金属制成的圆球要注意不使其锈蚀。待动作熟练和肌力增强后逐渐加大重量或增加枚数。

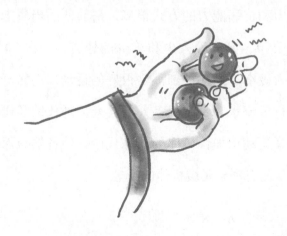

三、动静结合

运动和静养是中国传统养生防病的重要原则。中医养生学认为，养生的最佳状态应该是动静结合，心神需要静，而气血需要动。例如，步行运动不但能够改善身体的健康状况，还能提神醒脑，让每天的生活神采奕奕，精神百倍。只有动静结合，才能达到形神合一，增强体质的目的。如今，这古老的东方文化被注入了新的活力，一个强身健体的静坐养生热正在风靡全球。

（一）动以养形

所谓动，指机体的活动。动以养形是健康的源泉，也是长寿的秘诀。以动养生，在于激发机体的潜在能力，增强免疫力和抗病能力的方式很多，最简便的当属走路，可选择在公园、河边等人少和车少的地方，一次30分钟即可。打太极拳、舞太极剑都是很好的运动，动作舒缓、优美，如行云流水，受到很多人的喜爱。现代医学研究也证明，经常运动可加快机体的新陈代谢，使各器官保持活力充沛，从而有利于延缓机体的衰老。

（二）静以养神

所谓静，常被认为是四肢休息，静坐养神，但这不是真正的静。中国历代养生家都非常重视静养与健康长寿的密切关系，提出"静以养神"的思想。真正的静，就是心神专一，指心平气和，专注于某一事物。静的方式多种多样，如睡眠、读书、看报、听音乐、垂钓等，但要选择内容健康、优雅、节奏轻松的项目来做，对那些低俗无聊的节目、读物、音乐，不如不看、不听。同时可配以适当的运动，如看电视时，可以自己做些按摩，也可以按压内关、合谷、三阴交等穴位。这样静中有动，既益身又益心，可谓"两全其美"。

（三）动静结合

动静结合就是动以养形和静以养神两者的有机结合。具体的养生实践活动要根据不同情况灵活运用，达到形神共养的效果。动静兼修是中医传统养生的基本原则。每一个人的养生保健都必须心体互用，劳逸结合，不可偏废。做到常运动，但要规律适度。如果只强调"动则不衰"，而使机体超负荷运动，消耗大于供给，忽略了劳逸适度，同样会使新陈代谢失调，造成疾病。

（四）因人而异

如今，越来越多的人崇尚健康，运动健身蔚然成风。"生命在于运动"，其本质意义是根据每个人的具体身体状况选择适当的运动和锻炼方式。不同年龄和体质的人应选择不同类型的有氧运动。应根据个人年龄、身体素质、运动基础、环境条件、个人爱好和其他实际情况来选择项目，制订锻炼计划，然后进行锻炼。如果你是盲目的，并且安排过度或不恰当，效果会适得其反，甚至会发生意外。

第五节 节气养生

一年中有春夏秋冬四个季节，节气交替，气候不同。一天中有朝昼夕夜四个时段，分别与一年的四季相对应，产生了寒热温凉及昼夜温差，万物有生、长、收、藏之不同。这些变化会间接或者直接地对人的生理、病理产生影响。因此按照季节、时令的阴阳变化规律，按照春主生、夏主长、秋主收、冬主藏的自然趋势，采用相应的养生手段，才能更好地达到保健长寿的目的。春季养生，顺应大自然升发之气，激发人体的生命力；夏季养长，利用自然界的长势，促进人体的生长功能；秋季养收，依照大自然的肃杀收敛，帮助人体进入内收平静的状态；冬季养藏，顺应冬天的藏伏趋势，调整人体逐渐进入积蓄收藏状态。明代医家张景岳认为"春应肝而养生，夏应心而养长，长夏应脾而养化，秋应肺而养收，冬应肾而养藏"，即是说养生应该顺应季节的变化，与外界环境保持协调平衡。

　　二十四节气，是千百年来我国劳动人民随着农业生产的发展而创立的，可以为农事活动提供科学依据。根据中医养生理论，人与自然界是天人相应的整体，人类机体的变化、疾病的发生与二十四节气同样紧密相连。二十四节气养生是根据不同节气阐释养生观点，通过养精神、调饮食、练形体等达到强身益寿的目的。

一、春季养生

　　《黄帝内经》中说："春三月，此谓发陈，天地俱生，万物以荣，夜卧早起，广步于庭，被发缓行，以使志生，生而勿杀，予而勿夺，赏而勿罚，此春气之应，养生之道也。逆之则伤肝，夏为寒变，奉长者少。"意思是说，春季是万物复苏、生机勃勃的季节，人们应该入夜就开始睡觉，天亮便起床，起来后到庭院里散步，此时要披散头发，舒张身体，使意志随春天生气勃发。提倡培养生机而不杀生，给予而不剥夺，奖赏而不要惩罚，违背这一自然规律就会伤肝，到了夏天，易患寒变之病。春季要求早睡早起，是人与自然相合，与日升日落同步，相较于其他季节，春季可以稍晚一点睡觉，天亮后应早点起床，以适应昼长夜短所带来的阴阳消长变化。

春季阴消阳长，人体阳气与自然界相应，向上向外流发，各种生理功能逐渐活跃，人体新陈代谢日趋旺盛，就像大自然的冰冻融化、河道通畅、树木新生、抽枝发芽一样。在春天温暖的气候里，人的活动量会日渐增加，血液循环因而也相应增强，人体的皮肤腠理由致密开始变得疏松，体内的阳气开始向外宣发，气血渐渐趋向于体表。但是春季气候多变，气温时高时低。暖和时，人体气血趋于体表，而当天气寒冷的时候，又流回内脏，所以春季气血运行的波动较大，机体要适应由寒转暖的变化，频繁地调节，阴阳处于极度不稳定的状态，如果调适不当，很容易生病。所以在春季要尤其注重养阳。

（一）立春养生

立春是一年中的第一个节气，"立"有开始之意，立春揭开了春天的序幕，表示万物复苏的春季的开始。此刻泥土中的小草，正等待着"春风吹又生"。随着立春的到来，人们明显地感觉到白天渐长，太阳也暖和多了，气温、日照、降水也趋于上升和增多。

1. 起居调养

人们开始"迎春"，我国台湾还将立春这一天定为"农民节"，这是冬三月农闲后的最后一天休息。农谚说得好：立春雨水到，早起晚睡觉。农事活动由此开始，这时人们也走出门户踏青寻春，体会春天的美妙。人们常说"春捂秋冻不生杂病"，初春天气变化较大，乍暖还寒，体表的皮肤毛孔开始打开，御寒能力减弱，所以不提倡马上脱去棉衣。老年人和身体虚弱者更应谨慎，年轻人即使觉得热，穿衣也要下厚上薄，同时注意对颈、膝、足等部位的保暖。在起居方面，人体气血亦如自然界一样，需舒展畅达，这就要求我们夜卧早起，舒展形体，多参加室外活动，克服倦懒思眠状态，使自己的精神情志与大自然相适应，力求身心和谐，精力充沛。

2. 饮食调养

春季阳气初生，宜食辛甘发散之品，不宜食酸收之味。《黄帝内经》中说："肝主春……肝苦急，急食甘以缓之……肝欲散，急食辛以散之，用辛补之，酸泻之。"在五脏与五味的关系中，酸味入肝，具收敛之性，不利于阳气的升发和肝气的疏泄，饮食调养要投脏腑所好，有目的地选择一些柔肝养肝、疏肝理气的草药和食品，如枸杞子、郁金、丹参、元胡等，食品选择辛温发散的大枣、豆豉、葱、香菜、花生等。

3.防病保健

春季养生要顺应春天阳气升发，万物始生的特点，注意保护阳气，着眼于一个"生"字。按自然界属性，春属木，与肝相应。肝的生理特点主疏泄，在志为怒，恶抑郁而喜条达。因此，要力戒暴怒，更忌情怀忧郁，做到心胸开阔，乐观向上，保持心境恬愉的好心态。同时要借阳气上升，人体新陈代谢旺盛之机，通过适当的调摄，使春阳之气得以宣达，代谢机能得以正常运行。另外，初春，天气由寒转暖，各种致病细菌、病毒随之生长繁殖。温热毒邪开始活动，现代医学所说的流感、流脑、麻疹、猩红热、肺炎也多有发生和流行。为避免春季疾病的发生，在预防措施中，一要消灭传染源；二要常开窗，使室内空气流通，保持空气清新；三要加强锻炼，提高机体的防御能力。此外，注意口鼻保健，阻断"温邪上受，首先犯肺"之路。

（二）雨水养生

雨水是一年二十四节气中的第二个节气。此时，气温回升、冰雪融化、降水增多，故取名为雨水。这个节气正是所谓"乍暖还寒，最难将息"的时候，突然暖了但还很冷的季节里，最不好休息调养。

1. 起居调养

雨水期间一定要注意"倒春寒"现象。不要过早减去外衣，应多捂一段时间，以缓慢调整身体的阴阳平衡，适应新的气候条件。依旧要"春捂秋冻"，要将保暖的重心放在下身，尤其是老年人更不能把下身衣服减得太多。腿脚的保暖工作做好了，才能防止春季疾病的入侵。《黄帝内经》中记载："人卧血归于肝。"在雨水时节也应"夜卧早起"。现代医学研究证实，睡眠时进入肝脏的血流量是站立时的 7 倍。肝脏血流量增加，有利于增强肝细胞的功能，提高解毒能力，并加快蛋白质、氨基酸、糖、脂肪、维生素等营养物质的代谢，维持机体内环境的稳定，抵御春季多种传染病的侵袭。

2. 饮食调养

雨水时节气候转暖，风多物燥，常常会出现口舌干燥、嘴唇干裂等现象，因此应多吃新鲜蔬菜、水果以补充水分。食物以平性为宜。"倒春寒"容易使人内脏郁热，因此不宜吃燥热食物，"火上浇油"。郁热使人"贪凉"，过于食凉，又会"同气相求"，使湿寒伤及脏腑，引起胃寒、胃凉、腹泻之类的失衡症状。所以，要吃热饭热菜，慎吃辣椒、白酒等性温、性热的食物。这个节气期间饮食的基本原则还是谷类食物为主，食物多样，以保证能量的充足摄入。动物性食物适量吃，油炸等油腻的食物不吃或少吃。

3. 防病保健

《黄帝内经》说："春主肝。"肝脏在春季活动比较旺盛。但肝木易克脾土，稍有不慎容易损害脾胃。因降雨增多，湿气加重，湿邪易困扰脾胃，所以，这一时期一定要注意对脾胃的养护，健脾利湿。雨水时节，年老体弱者不要用冷水洗脸、洗手，湿寒很容易侵入关节，加之没有充足的阳气驱寒于外，湿寒滞留在关节，就容易酸痛，重则变形；湿寒滞留在头上就容易出现疼痛等症状。平时尽量喝温水，春季容易出现所谓的上火症状，但不宜轻易饮用凉茶，以免导致虚火更甚。另外，还应注意食物清洁与保鲜，避免出现腹泻等问题。

（三）惊蛰养生

惊蛰，一年中的第三个节气。农历书中记载："斗指丁为惊蛰，雷鸣动，蛰虫皆震起而出，故名惊蛰。"斗指丁时，即太阳黄经为 345 度，天气转暖、春雷初响，惊醒了蛰伏在泥土中冬眠的各种昆虫，是反映自然物候现象的一个节气。惊蛰时节，我国有些地区已是桃花红、李花白，黄莺鸣叫、燕飞来的时节，大部分地区都已进入春耕季节。惊蛰节气的养生也要根据自然物候现象，自身体质差异进行合理的起居、饮食等调养。

1. 起居调养

惊蛰时节尽管天气转暖，但气温变化比较大，尤其是晚上和中午的温差相当大，人们在穿着上还是要注意保暖，特别是不宜过早穿裙装。如果气温太低，特别是在阴雨绵绵的日子里穿裙装，暴露在外的肢体会因为风寒的侵袭而出现发凉麻木、行动不灵、酸痛等不适，尤其是膝关节外皮下脂肪少，缺乏保护，对冷空气的侵袭较为敏感，受寒后更易发生局部麻木、酸痛等症，久之会引发关节炎。这一时节，人们常会感到困乏无力、昏沉欲睡，早晨醒来也较迟，这就是民间常说的"春困"，这是人体生理功能随季节变化而出现的一种正常的生理现象。春天万物复苏，应该早睡早起，散步缓行，在春光中舒展四肢，呼吸新鲜空气，舒展阳气，以顺应春阳萌生的自然规律，使自己的精神愉悦，同时增强体质，提高人体的抗病能力，保持身体健康。

2. 饮食调养

惊蛰天气明显变暖，饮食应清温平淡，宜多吃富含植物蛋白质、维生素的清淡食物，少食动物脂肪类食物。可多食用一些新鲜蔬菜及蛋白质丰富的食物，如春笋、菠菜、芹菜、鸡肉、蛋、牛奶等，以增强体质，抵御病菌的侵袭。这一时节，气候比较干燥，很容易使人口干舌燥、外感咳嗽。我国民间素有惊蛰日吃梨的习俗。生梨性寒味甘，有润肺止咳、滋阴清热的功效。另外，咳嗽患者还可食用莲子、枇杷、罗汉果等缓解病痛。油腻的食物最好不吃，刺激性的食物，如辣椒、葱蒜、胡椒也应少吃。另外，春天肝气旺易伤脾，所以惊蛰季节要少吃酸，多吃大枣、山药等甜食以养脾，可做成大枣粥、山药粥等食用。

3. 防病保健

惊蛰时节气候日趋暖和，但北方由于冷空气仍较强，气候变化大，且早晚与中午的温差很大，冷暖变幻无常，因而还要"春捂"，根据天气变化，适当增减衣被，预防感冒。惊蛰后的天气明显变暖，不但各种动物开始活动，能引起疾病的细菌、病毒也开始生长繁殖，各种传染病也开始流行。现代流行病学调查，春天属肝病高发季节，故应注意养肝、保肝，防止春季传染病的流行。

（四）春分养生

春分这天昼夜长短平均，正当春季九十日之半，故称"春分"。古时又称为"日中""日夜分""仲春之月"。春分的意义，一是指一天时间白天黑夜平分，各为12小时；二是古时以立春至立夏为春季，春分正当春季三个月之中，平分了春季。春分过后阳光直射位置逐渐北移，开始昼长夜短。春分是个比较重要的节气，我国除青藏高原、东北、西北和华北北部地区外都进入明媚的春天，在辽阔的大地上，杨柳青青、莺飞草长、小麦拔节、油菜花香。

1. 起居调养

春分时节，冰雪消融，草木复苏，无论南方北方，都是春意融融的大好时节，我国平均气温稳定在10℃。但春分时节，乍暖还寒，日夜温差仍较大，且不时有寒流侵袭，因此减衣不宜过早过多，以防着凉感冒。外出要做好防风防沙准备，及时关闭门窗，要戴口罩、纱巾等防尘用品，以免沙尘对眼睛和呼吸道造成损伤。

2. 饮食调养

春分阳气初生，万物复苏，阳气升发向上，顺畅条达。春宜升补，即顺应阳气升发之性，食宜清轻升发，宣透阳气。但应注意升而不散，温而不热，不过多运用辛热升散之品。春季是野菜盛产的季节，营养丰富、富有药用保健价值、绿色无污染的野菜有益于身体健康。春季宜多食蔬菜，如菠菜、韭菜、芹菜、春笋等轻灵宣透、清温平淡之品。下面简要介绍常用野菜的功效和宜忌。

荠菜：性凉，味甘，无毒，具有健脾和胃、凉血止血、清肝明目、清热利湿等功效，可以治疗痢疾、崩漏、咯血、便血、泌尿系统感染等症。需要提醒的是，荠菜提取物有类似催产素的作用，可以收缩子宫。所以，孕妇应忌食荠菜，以免导致妊娠下血或胎动不安，甚至导致流产。

蒲公英：性寒，味甘苦，焯过后凉拌、炒食或做汤都可以，具有良好的清热解毒、利尿消肿的作用。经研究证实，蒲公英具有光谱抗菌和抗病毒的效果，可以保肝利肝胆，对肺癌、胃癌、食道癌等肿瘤也有较好的防治作用。

鱼腥草：性寒凉，味辛，可清热解毒、利水消肿，具有广谱抗菌和抗病毒作用，可用于防治动脉硬化、高血压、心肌梗死、脑梗死等疾病。其中所含的鱼腥草素，具有抗癌作用，可用于防治胃癌、肺癌等。

香椿：性平，味甘，具有清热解毒、健脾理气、祛湿止泻作用，并具有较好的抑菌作用，故可用于肠炎、痢疾、尿道炎、子宫炎、疥疮、斑秃等病症的治疗。

春笋：竹笋含有大量的纤维素，能够吸附脂肪，常食对单纯性肥胖者大有裨益，还可防治高脂血症、高血压、糖尿病、肠癌及便秘、痔疮等。笋中含有较多的草酸，影响钙质的吸收，泌尿系统结石及儿童应忌吃或少吃。另外，消化道疾患、肝硬化、皮肤瘙痒及对本品过敏者，均不宜食用。

马兰：性凉，味辛，无毒，具有助消化、消腹胀、清热解毒、利尿消肿、凉血止血的功效。可用于血热或瘀血引起的吐血、鼻衄等，对高血压、咽喉炎、急性肝炎、扁桃体炎、眼底出血、青光眼等疾病都有好处。

灰菜：性凉，味苦，具有清热利湿解毒的功效，对感冒发烧有良效。常吃灰菜，可以解油腻，防止肉食引起的高脂血症和肥胖。

3. 防病保健

春分时节，生物活跃起来，各种细菌、病毒在这一时节繁殖很快，大家一定要注意预防感冒、肺炎、麻疹等疾病。这一时期，正是木旺之时，相应而言，金、土的力量难免削弱，所以呼吸系统、消化系统疾病发作的概率就比较大，一定要注意保养。另一方面此时节阳气越来越盛，在故疾复发的时候，注意调养，"因势利导"，借此机会正好调治那些老毛病。同时，要保证室内空气清新洁净，减少呼吸系统疾病。经常消毒，杀死病毒，减少传染病的扩散。锻炼需要循序渐进，不可太过激烈，以免身体不适。

（五）清明养生

清明节是我国民间重要的传统节日，一般是在公历的4月5日，但其节期很长，有十日前八日后及十日前十日后两种说法，这近二十天内均属清明节气。

1. 起居调养

清明时节，人们往往容易衣着单薄，遇上阴雨绵绵的天气，就应及时添衣，防止受寒、淋雨。外出要随身携带雨具，防止淋雨而感冒。晴天外出和运动后易于出汗，出汗后要及时换衣，保持温暖干燥。春季穿鞋应注意透气性、保暖性和吸湿性三大特点。

2. 饮食调养

清明是祭祖和扫墓的日子，"清明时节雨纷纷，路上行人欲断魂"。同时也是踏青节，是人们春游的好时候。清明时节，青团是必不可少的美食之一，南方自古就有吃青团的风俗。清明可以多吃"柔肝"的食物，饮食宜温，以清补为主。如荠菜、山药、菠菜、韭菜、银耳、大枣等。也可多吃祛湿的食物，由于清明雨多，湿气较重，在饮食上要注意选择一些温胃祛湿的食物，如白菜、萝卜、芋头等。应慎吃"生发"的食物，中医认为，清明正值肝阳上升时节，故不宜进食竹笋、咸菜、鸡、海鱼等"发物"，有慢性病的人一定要忌食。

3. 防病保健

春暖花开，空气中飘浮着花粉、杨柳絮、尘埃、尘螨和真菌等，易诱发变态反应，引起过敏性疾病。春季多风、干燥，容易出现皮肤干燥、口唇干、痔疮等。此外，春季也是情绪状态易发生波动的季节，某些心理、精神疾患多易在春季发病。

（六）谷雨养生

民间俗谚"春雨贵如油"说的就是谷雨——春季最后一个节气。谷雨有"雨生百谷"之意。此时田中秧苗初插、作物新种，最需要雨水滋润，池塘里浮萍开始生长，春茶也在此前后采收。春季将尽、夏季将至，万物生长、蒸蒸日上，正所谓"一年之计在于春"。

1. 起居调养

谷雨时节天气忽冷忽热，容易感冒，需注意保暖。但春捂也应有度，15℃是春捂的临界点，超过15℃就要减衣，不要再捂了，再捂下去反而容易诱发"春火"。预防"春火"，自身的调节很重要，养成有规律的作息，除多喝水，戒烟戒酒外，还要重视精神调养，应戒暴怒，更忌情怀忧郁，要做到心胸开阔，积极乐观，保持恬静的心态，这些都是人们抵御"春火"的重要"灭火剂"。

2. 饮食调养

在日常饮食方面，可以适当选择食用一些滋阴的寒凉性食物。比如香蕉、芒果、桑椹、西红柿、黄瓜、苦瓜、冬瓜、白萝卜、芹菜、海带等。也可以选择具有良好祛湿效果的食物，比如赤小豆、薏仁、山药、荷叶、芡实、冬瓜、陈皮、白萝卜、藕、海带、竹笋、鲫鱼、豆芽等。

3. 防病保健

谷雨时节，可以到野外走走，与自然相融合，强身健体。但对于过敏体质的人而言，谷雨前后花粉、柳絮较多，需要防花粉症及过敏性鼻炎、过敏性哮喘等。除注意避免与过敏原接触外，每天早晚用冷水洗鼻和揉搓鼻翼，可改善鼻黏膜的血液循环，有助于缓解鼻塞、打喷嚏等过敏性鼻炎症状。谷雨后空气湿度加大，容易让湿邪侵入人体，中医认为祛湿要从健脾补脾入手。阴陵泉是脾经的合穴，也是祛湿要穴。该穴位于人体小腿内侧，膝下胫骨内侧凹陷中，取该穴时，应采用正坐或仰卧的姿势。每次左右腿各按摩60下，每日早晚各按摩一次即可，以穴位感到酸胀为适度。

二、夏季养生

《黄帝内经》说："夏三月，此谓蕃秀，天地气交，万物华实，夜卧早起，无厌于日，使志无怒，使华英成秀，使气得泄，若所爱在外，此夏气之应，养长之道也。逆之则伤心，秋为痎疟。"意思是，农历四、五、六月三个月，烈日炎炎，地热上蒸，天地之气上下交合，各种植物开花结果，万物繁荣秀丽、欣欣向荣。这个时候，我们应当晚睡早起，别怕晒太阳。让我们的身体像整个夏季的花草一样秀美地尽情舒展，让身体的生气得以疏泄，以欢快愉悦的心情欣赏大自然，这样才能顺应夏天的气机，才是正确的顺时养生方法。

夏季要"夜卧早起，无厌于日"，所以应尽量延长户外活动时间，使人的身心符合阳气隆盛状态，使心的功能达到最大限度的扩展，发挥生命的潜能。但一定要避开烈日，避免中暑。夏季是一年之中最热的季节，心为火脏，阳气最盛，同气相求，故与夏季相通应，可以进行"冬病夏治"，比如阳虚性心脏病在冬季易于发作，可以在夏季内外阳气隆盛之时给予适当调整，从而达到事半功倍的功效。因为气候炎热，人体气血趋向体表，所以夏季时人的消化功能较弱，容易产生厌食等症状，因此在夏季要格外注意饮食。

（一）立夏养生

立夏是夏季的第一个节气，每年的 5 月 5 日前后为立夏。立夏的到来寓意着即将告别春天，迎接夏日。立夏以后养生要注意养阳，着眼一个"长"字。

1. 起居调养

为顺应自然界阳盛阴虚的变化，起居方面要晚睡早起。夏季中午时间，人们往往精神不振，昏昏欲睡，一是因为夏季正午 1 点到 3 点气温最高，人容易出汗，二是因为午饭后，消化道的血供增多，大脑血液供应相对减少。针对这种情况，在夏季应适当增加午睡时间，通过午睡来补充睡眠。如果没有午睡习惯，可以通过听音乐或者闭目养神的方法，以保证饱满的精神状态与充足的体力。夏天出汗偏多，所以衣着方面应选择轻薄且透气的服装。立夏后的运动不要过于剧烈，可选择相对平和的运动如太极拳、太极剑、散步、慢跑等。在运动之后要适当地饮用温水，以补充丢失的体液。

2. 饮食调养

立夏后的饮食原则是"养阳"，养阳的重点在于养心。心为阳脏，主阳气。在初夏之时，老年人的气血容易阻滞，血脉易阻，每天清晨可以吃少许葱头，喝少量的酒，以达到促使气血流通的目的，预防心病的发生。立夏之后，天气开始逐渐转热，此时饮食应清淡、易消化、富含维生素，那些大鱼大肉或者油腻辛辣的食物要尽量少吃。饮食上可以多喝牛奶、多吃豆制品、鸡肉、瘦肉等，既能补充营养，又起到强心的作用。平时多吃蔬菜、水果及粗粮，可增加纤维素、维生素 B、C 的供给，能起到预防动脉硬化的作用。少吃热性的食物，多吃如酸梅汤、凉粉、山楂、糖拌西红柿等酸味食物，因为这类食物可以清热消暑，增加体内的水分，以补充出汗的消耗。

3. 防病保健

立夏节气天气炎热，常常衣单被薄，要谨防外感的入侵。如果不幸感冒，切忌轻易使用发汗之剂，以免汗多伤心。老年人更要注意避免气血瘀滞，以防心脏病的发作。故立夏之季，应安闲自乐，切忌暴喜伤心。夏季气候适宜痢疾杆菌繁殖，要注意预防。应注意环境卫生、饮食卫生以及个人卫生，加强对饮食、水源管理，不吃生冷蔬菜，不吃不洁瓜果。初夏时节气候干燥，人易上火，所以要避免焦虑、紧张的情绪，平时还可以通过补充维生素及微量元素的方式预防口疮的发生。

（二）小满养生

每年的 5 月 20 日前后为小满节气。此时全国北方地区麦类等夏熟作物籽粒已开始饱满，但还没有成熟，大约相当于乳熟后期，所以叫小满。小满者，满而不损也，满而不盈也，满而不溢也。中国传统儒家中庸之道，忌讳"太满""大满"，有"满招损，谦受益""物极必反"之说。小满养生的重点是要做好"防热防湿"的准备。这是因为小满过后，天气逐渐炎热起来，雨水也开始增多，预示着闷热、潮湿的夏季即将来临。此时，大自然中阳气已经相当充实，也处于一个"小满"的状态。

1. 起居调养

小满后气温明显升高，雨量增多，但早晚仍会较凉，温差较大，尤其是降雨后气温下降更明显。在起居方面，要保证充足的睡眠时间，切忌贪凉卧睡，易引发风湿症、湿性皮肤病等疾病。衣物材质尽量选择透气性好、能吸汗的衣裤，以避免湿气郁积。要注意适时添加衣服，尤其是晚上睡觉时，要注意避免着凉受风而患感冒。夏天受寒于身，到了秋天易犯咳嗽。锻炼者应当顺应阳消阴长的规律，早起晚睡，清晨锻炼，不宜做过于剧烈的运动，锻炼项目以散步、慢跑、打太极拳等为宜，以微出汗为度，锻炼时间不宜过长。在间歇时，适量饮用淡盐水或清凉退暑饮料（绿豆汤、果汁、金银花水等）补充水分。锻炼后，用温水洗澡，并进行 5～6 分钟自我按摩，躺下歇息片刻，从而达到消除疲劳的目的。

2. 饮食调养

饮食方面，宜以清爽清淡的素食为主，多吃如苦菜、赤小豆、薏苡仁、绿豆、丝瓜、黄瓜、黄花菜、黑木耳、藕、胡萝卜、西红柿、鸭肉等具有清利湿热、养阴作用的食物，忌吃膏粱厚味、甘肥滋腻的食物，避免过量进食生冷食物。

3. 防病保健

小满预示着夏季闷热、潮湿的天气将要来临。此时天气闷热潮湿，易引发脚气、湿疹等皮肤病。因此，小满养生要注意"防热防湿"。由于日长夜短，气温渐高，人体新陈代谢旺盛，消耗也大，容易产生疲劳感，引发便秘、口腔溃疡、咽痛等症状。因此，必须在重视饮食起居及劳逸结合的同时，调节好七情六欲，保持良好愉悦的心情，提高个体免疫力，才能达到防病保健的目的。

（三）芒种养生

每年的6月5日前后即为芒种。此时中国长江中下游地区将进入多雨的黄梅时节，由于此时的天气越来越热，蚊虫孳生，容易传染疾病，所以五月又称"百毒之月"，又因此节气正逢端午前后，家家户户在门楣悬挂菖蒲辟邪驱毒，所以古称五月为"蒲月"。而此节气中的习俗，便大多与端午节庆融为一体。如俗谚说："未呷端午粽，破裘不敢送。"意思是说端午节后，才真正入夏天，气温还会有冷的时候，御寒的衣服不要脱去，以免受寒。

1. 起居调养

应顺应阳气的充盛，要晚睡早起，适当地接受阳光照射，利于气血的运行，振奋精神，但应避开太阳直射，注意防暑。夏天日长夜短，睡眠时间相对减少，而午睡是适当的补充。"午睡一刻钟，夜补一小时"。午睡既能预防"夏打盹"，还有利于养护心脏。中医认为，午睡是养心的好方法。在中午阳气偏盛的时候，需要休息来养阴，达到阴阳调和的目的。特别是患有心血管疾病的中老年人，如果不注重午休，会增加血液黏稠度，甚至会增加心肌梗死的危险。但午睡时间不宜过长，一般半小时为宜。因为白天睡得时间过长的话，晚上就会睡不着，造成不良循环，影响健康。为避免"空调病"，夏季的空调温度应控制在26～28℃，要定时通风换气，不定时去户外活动。对于年老体弱者、高血压患者，最好不要久留空调房。芒种过后，午时天气炎热，人易出汗，衣衫要勤洗勤换。芒种后要常洗澡，这样可使皮肤疏松，"阳热"易于发泄，从而降低中暑的发生率。但要注意，出汗后不要立即用冷水洗澡，中国有句老话，"汗出不见湿"，因为"汗出见湿，乃生痤疮"。此节气中，勿赤膊贪凉，穿透气性好的棉丝织衣服，使衣服与皮肤间存在微薄的空气层，而空气层的温度总是低于外界的温度，这样就可达到防暑降温的效果。

2. 饮食调养

芒种时节通过饮食防湿邪是个好方法。饮食上以清补为主，健脾、祛暑化湿为原则。夏季对人体最重要的影响是暑湿，暑湿侵入人体后会导致毛孔张开，过多出汗，造成气虚，还会引起脾胃功能失调、消化不良。适当摄入如黄瓜、西瓜、木耳、薏米等有利于生津止渴、除烦解暑、清热泻火、排毒通便的食物，可以有效地提高身体抵抗力。

（四）夏至养生

夏至，古时又称"夏节"。人们在夏至日通过祭神以祈求灾消年丰。夏至这天，太阳直射地面的位置到达一年的最北端，这天虽然白昼最长，太阳角度最高，但并不是一年中天气最热的时候，是因为太阳辐射到地面的热量仍比地面向空中散发的多，故在以后的一段时间内，气温将继续升高，因此有"夏至不过不热"的说法。所以在夏至后的一段时间内气温仍继续升高，再过二三十天，才是最热的时期。

1. 起居调养

为顺应自然界阴阳盛衰的变化，一般宜晚睡早起，并利用午休来弥补夜晚睡眠的不足。年老体弱者则应早睡早起，尽量保持每天有 7 小时的睡眠时间。起居调养需要做到以下几个方面：①养阳气：夏至是阳气最旺盛的时节，这时白昼最长，夜晚最短，养生保健更要顺应夏季阳盛于外的特征。早起晚睡、中午午休是养阳气最好的方式。②淋温水：用温水洗掉疲劳可以增加抵抗力，每天用温水洗澡也是很不错的健身措施，这样不仅可以洗掉汗水和污垢，使皮肤清洁凉爽，消暑防病，改善了肌肤和组织的营养，降低肌肉张力，消除疲劳，还改善睡眠，增强抵抗力。③防寒湿：夏日炎热，腠理开泄，易受风寒湿邪侵袭，睡眠时不宜吹风扇，有空调的房间，室内外温差不宜过大，更不宜夜晚露宿。④适当运动：夏季运动时间最好在清晨或傍晚天气较凉爽时进行，选择散步、慢跑、太极拳、广播操等活动。如果运动过激，导致大汗淋漓，汗泄太多，则会达不到锻炼的目的，反而耗伤阴气，也损伤阳气。

2. 饮食调养

夏至是一年中人体代谢最旺盛的节气，此时人的消化功能相对较弱，因此，饮食宜清淡可口，避免油腻、难消化的食品。厚味肥腻之品宜少勿多，以免化热生风，激发疔疮之疾。夏季因为多汗，体内的盐分损失过多，此时应该多食苦味以清心，多食酸味以固表，如苦瓜、香菜等蔬菜。苦味食物虽然具有除燥祛湿、清凉解暑、促进食欲等作用，但由于性属寒凉，体质较虚弱者不宜食用。在强调饮食清补的同时，勿过咸、过甜，宜多吃具有祛暑益气、生津止渴的食物。

（五）小暑养生

每年的 7 月 7 日前后即为小暑。因此时天气虽然已经很热，但还不到最热的时候，所以叫小暑。小暑时节也是人体阳气最旺盛的时候，此时冬病夏治开始了，这个节气是养生保健极为重要的时机，非常适合夏令敷贴。

1. 起居调养

小暑暑湿交蒸，避免烈日下暴晒，以防中暑；避免汗出后即吹冷风，寒邪侵袭而出现感冒、关节疼痛等疾病；调节好室温，房间内外温差不能太大。室温保持在 27℃，不宜太低，切忌因贪凉而引发各种疾病。注意休息，适当午睡，保持精力充沛。此时节最好"少动多静"，如果必要运动可以选择早晨或傍晚在河边、花园里进行低强度运动，避免运动后大汗淋漓。

2. 饮食调养

以清淡、清爽、清苦，不肥腻、有营养、易消化为饮食原则。进食温软食物，切忌任意进食生冷食物。可多喝绿豆粥、荷叶粥、红小豆粥等热汤、热粥以养胃生津，益气消暑；多食苦瓜、黄瓜、冬瓜、白萝卜、淡水鱼等化湿通瘀、有助于改善肠胃功能的食物，少食如红肉等肥甘油腻类食物。可饮决明子茶、大麦茶、菊花茶、苦丁茶、绿豆汤等饮料；用冬瓜与莲叶、薏米烧汤，也是清湿热的清凉饮料。

3. 防病保健

小暑是进入长夏的第一个节气，意指天气开始炎热。长夏在五脏属脾，长夏最大的特点是湿气太重，同时，炎暑盛夏，喜凉以解暑热。如过吃冷食，吹空调过冷过久，睡地板等都会使寒邪更容易进入体内损伤阳气，使人感受暑热而兼寒湿，出现疲倦，四肢困重，口中黏腻，胸闷心烦，恶心厌食，小便短赤，腹痛腹泻，大便稀溏等症状。为避免寒湿之气入侵人体，不应贪凉露宿，不能裸体直吹电风扇，使用空调室内温度不要低于26℃，房间要定期开窗通风换气。此外，可内服藿香正气类解暑利湿之品。

（六）大暑养生

每年7月22日前后即为大暑。大暑是一年中最热的节气，"小暑不算热，大暑正伏天""冷在三九，热在中伏"。大暑正值中伏前后，在我国很多地区，经常会出现40℃的高温天气，在这酷热难耐的季节，防暑降温为养生重点。

1. 起居调养

起居是大暑养生至关重要的一环，大暑节气讲究"夜卧早起，午间小睡"。人们每天需保证七到八个小时的有效睡眠，晚间11点至凌晨1点是脏腑气血回流的时间，缺少睡眠易导致肝盛阴虚，阴阳失和，而午间适当小睡，有助于心经运行。此外，在午后最热的时候，人们要尽量减少外出，如果一定要出门务必做好防晒措施，如戴遮阳帽、打遮阳伞，涂抹防晒霜，随身携带防暑药物等。为了避免烈日照射，最好选择清晨或傍晚进行运动锻炼，并且选择如广播体操、散步等运动量相对较小的运动，避免过于疲劳、出汗过多而耗气伤津，在运动之后要及时地适当饮用温开水以补充体液。运动后不要立即冲凉，要等身上的汗都干了，再用温水冲澡，并且注意水温应该高于体温1～2℃。

2. 饮食调养

由于大暑天气酷热，出汗较多，容易耗气伤阴，此时，人们常常是"无病三分虚"。饮食调养以暑天的气候特点为基础，除了及时补水，还应常吃一些益气养阴、清淡的食物，避免辛辣油腻食物，以增强体质。适当进食苦瓜、苦菜、苦荞麦等苦味食物不仅可以清解内热、解热祛暑、消除疲劳，还可以健脾开胃、增进食欲。苦味食物可以使人产生醒脑、轻松的感觉，有利于人们在炎热的夏天恢复精力和体力，减轻或消除全身乏力、精神萎靡等不适。多食冬瓜、绿豆汤、荷叶、莲子、扁豆、薏米等食物可以清热解暑、健脾利湿。大暑时节还是肠道疾病多发季节，多吃些大蒜、洋葱、韭菜等"杀菌"蔬菜以预防胃肠道疾病。

3. 防病保健

在烈日当头的大暑时节，人体毛孔开放，汗出不断，阳气大泄，卫外不固，风寒之邪极易乘虚而入。因此，伏天既要防"阳暑"，也要防"阴暑"。伏天不可贪凉饮冷和贪凉露宿，过度贪凉可致"热伤风"。慢性支气管炎、高血压、冠心病患者，受寒后常使病情加重。大暑是全年温度最高、阳气最盛的时节，在养生保健中常有"冬病夏治"的说法，故对于那些每逢冬季发作的慢性疾病，如慢性支气管炎、肺气肿、支气管哮喘、腹泻、风湿痹证等阳虚证，大暑是最佳的治疗时机。

三、秋季养生

《黄帝内经》说："秋三月，此谓容平。天气以急，地气以明，早卧早起，与鸡俱兴，使志安宁，以缓秋刑，收敛神气，使秋气平，无外其志，使肺气清，此秋气之应，养收之道也；逆之则伤肺，冬为飧泄，奉藏者少。"就是说，秋天的三个月，是万物果实饱满成熟的季节。天气清肃，其风劲急，草木凋零，大地明净。人应当早睡早起，跟鸡同时作息，使情志安定平静，用以缓冲深秋的肃杀之气对人的影响；收敛此前向外宣散的神气，以使人体能适应秋气并达到相互平衡；不要让情志向外越泄，用以使肺

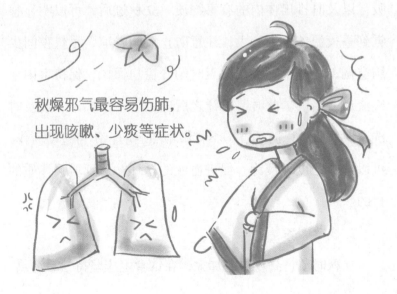

秋燥邪气最容易伤肺，出现咳嗽、少痰等症状。

气保持清肃。中医养生要遵循中医"天人合一"整体观的理念，秋季养生针对秋季燥邪当令的特点，遵循"秋冬养阴"的原则，针对秋季的时令特点，在饮食方面遵循"春天吃花，秋天吃果"，是不错的选择。

（一）立秋养生

"立秋"中"立"是开始的意思，"秋"是指庄稼成熟的时期，大致在每年的8月7日左右。立秋是秋天的第一个节气，标志着秋天时节的正式开始。

1. 起居调养

立秋时节需要早睡早起，多呼吸新鲜空气，多做深呼吸，以及时排出体内的有害物质。立秋过后，可以明显感觉到昼夜温差逐渐变大，注意防止夜间着凉，尽量夜间少用空调，可趁早晚天气凉爽时勤开窗户通风，保持室内空气流通、新鲜。此时节出汗之后应用干毛巾擦干，或及时洗澡换衣服，以防感冒。不宜做剧烈运动，不可过度劳作，可以选择适度地慢跑，促进血液的循环，达到增强体质的目的。

2. 饮食调养

立秋时节，昼夜温差加大，在饮食上应坚持祛暑清热，多食用一些滋阴润肺的食物。中医认为，秋季燥气上升，易伤津液，因此，在饮食上应以滋阴润肺为宜，可适当食用芝麻、糯米、粳米、蜂蜜、枇杷、菠萝、乳品等柔润食物，以益胃生津。另外，多吃豆类食物，少吃油腻厚味之物。考虑到天气可能还炎热，人们可通过多吃蔬菜、水果来降暑祛热，及时补充体内维生素和矿物质，中和体内多余的酸性代谢产物，起到清火解毒的作用。蔬菜应选择新鲜汁多的，如黄瓜、冬瓜、西红柿、芹菜等。水果应食用养阴生津之品，如葡萄、梨、香蕉。另外需要注意的是，立秋之后生食大量瓜类、水果容易引发胃肠道疾患。因此，脾胃虚寒者注意不宜食用过多。

3. 防病保健

中医专家认为，立秋过后，肺与秋季相应，而秋季干燥，气燥伤肺，因此需要润燥、养阴、润肺。而此时，肝脏、心脏及脾胃还处于衰弱阶段，肺功能开始旺盛，因此要加强调养，使肺气不要过偏，影响机体健康。适当多润肺，多补充水分，少食辛辣、烧烤、油腻、伤胃的食物，相反，可多吃点果仁类的食物。另外，在肺盛之时易影响肝，而肝主情志，疏泄气血，肝气受制的秋天，人们容易出现情绪低落等表现，在生理方面为容易引发气血失调等疾病，如内分泌紊乱、月经失调、心慌心悸、失眠问题等，当出现此类现象时，可通过养阴、柔肝、疏解等方法调理。

（二）白露养生

"白露"是反映自然界气温变化的节令。露是"白露"节气后特有的一种自然现象。由于天气转凉，白昼阳光尚热，太阳下山后，气温快速下降，至夜间空气中的水汽遇冷凝结成细小的水滴，附着在枝叶或花瓣上，呈白色，尤其是经晨光照射，更加洁白无瑕，故名"白露"。

1. 起居调养

白露过后，天气转凉。这时人们就会明显地感觉到炎热的夏天已过，而凉爽的秋天已经到来了。中医有"白露身不露，寒露脚不露"的说法，也就是说过了白露，穿衣服就不能再赤膊露体了，也不要洗冷水澡，以免着凉。另外，白露之后天气冷暖多变，尤其是早晚温差较大，很容易诱发伤风感冒或导致旧病复发。如果这时候贪食寒凉，更容易把脾胃的机能变得不正常，损伤脾胃阳气，尤其是脾胃虚寒者更应禁忌。春捂秋冻是一条经典的养生保健要诀。因为天气变凉，人的毛孔要闭合起来防着凉，如果过早就把厚衣服穿上了，毛孔就会因为受热而开放，突然降温带来的寒气就容易透过毛孔伤人。但春捂秋冻也要适度，早晚温差大要及时添加衣被，否则容易感冒，而支气管炎、哮喘、消化性溃疡等慢性病患者，也容易诱发或加重病情。

2. 饮食调养

秋燥时节，应多喝粥，对于防秋凉、抗秋燥，都有很好的效果。杂粮粥、红枣粥、紫薯粥、莲子银耳粥、瘦肉粥等，都是不错的选择。白露以后，进食不宜过饱，以免增加肠胃的负担，导致胃肠疾病。吃蔬菜尽量避免生食，以免损伤脾胃。可以多吃一些生津止渴、润喉去燥的水果，会使人感觉清爽舒适。如煮梨汤有清热降火、润肺去燥的功能；甘蔗有滋补清热，服用甘蔗煮水对于虚热咳嗽和高热烦渴症状有一定的缓解作用。此外，秋季应季的水果还有香蕉、橘子、山楂、苹果等。可以适当补充些优质动物蛋白，养护好脾胃，为冬藏做好准备。

3. 防病保健

白露时节要注意心理养生。由于肺对应五志中的悲，秋天花草树木开始凋谢，人们易于悲伤。因此，白露过后，要保持愉快的心情，多与朋友进行交流，以免心情抑郁。中医认为笑能宣发肺气，调节人体机能，消除疲劳，恢复体力。笑可以使肺吸入足量的清气，呼出浊气，加速血脉运行，能使心肺的气血调和。常笑还是一种健身运动，能使胸肌伸展，增大肺活量。秋天比较适合户外运动，老年人可散步、慢跑、打太极拳，中青年人可跑步、打球、跳舞、爬山、游泳等运动锻炼的同时，还可配合一些"静功"，如呼气、闭目养神，做到动静和谐。

（三）处暑养生

"处暑"是反映气温变化的一个节气。"处"含有躲藏、终止的意思，"处暑"表示炎热暑天结束了。节令到了处暑，气温有了显著变化，温度逐日下降，已不再暑气逼人，民间谚语也说"立秋处暑天气凉"。立秋标志着秋季的开始。此后，气温开始下降，空气中的湿度也随之下降。由于人体的生理活动与自然环境变化密切相关，秋季人体内阴阳也随之发生改变，处于"阳消阴长"的过渡阶段，因此，秋季养生在对精神情志、饮食起居、运动导引等方面进行调节时，应注重一个"和"字，即"调和阴阳"，并结合"秋收"的特点进行养生保健。

1. 起居调养

处暑后天气变凉，要注意起居调节，尽量晚上 10 点前入睡。适当午睡有利于化解困顿情绪，老年人特别要午休，因为老年人的气血阴阳俱亏，会出现昼不精、夜不瞑的少寐现象。睡觉时关好门窗，入睡后腹部要多盖一些衣被，以防腹部受凉，诱发感冒、腹泻，还应早睡早起。此时不宜急于增加衣服，但夜里外出要增加衣服，以保护阳气。运动方面，适合户外运动，根据个人的体质，可登山、慢跑、郊游等，要注意运动不要剧烈，做好准备活动，避免伤筋。跑步是一年四季都适合的健身方式，尤其在冷天。由于冷空气的刺激，身体的造血功能发生变化，对疾病的抵抗力增强，所以，冷天坚持跑步的人很少患贫血、感冒、气管炎等疾病。冷天一般阳光较微弱，在室外跑步能弥补阳光不足，阳光可促进身体对钙、磷的吸收，有助于骨骼健康。

2. 饮食调养

为了预防秋燥，要多吃一些寒凉多汁的蔬菜、水果和流食，如黄瓜、番茄、冬瓜、百合、白萝卜、胡萝卜、梨、苹果、葡萄、甘蔗、柑橘、香蕉、柿子、菠萝、罗汉果、红枣和汤、粥等，这不但有利于维生素的补充，还能够增加水分的摄入。饮食上要尽可能少吃花椒、辣椒等辛热食物，更不宜吃烧烤食品，以免加重秋燥的症状；不宜多食冰糕之类冷饮食品，以保护脾胃消化功能。秋季人体精气开始封藏，进食补品容易吸收藏纳，有助于增强身体素质。秋季应当注意润补，即养阴生津润肺，采取平补、润补相结合的方法，以达到养阴润肺的目的。在此期间可适当多吃鸭肉、乌鸡、鸡肉、牛肉、猪肺、红枣、莲子、蜂蜜、山药、桂圆、薏米等食物。

3. 防病保健

依照自然界规律，秋天阴气增、阳气减，对应人体的阳气也随着内收，导致人会有懒洋洋的疲劳感，早上不爱起，白天不爱动，这就是"秋乏"。同时容易出现口鼻干燥、咽干唇焦的燥证。气温下降明显，昼夜温差加大，雨后艳阳当空，人们往往对夏秋之交的冷热变化很不适应，一不小心就容易引发呼吸道感染、肠胃炎、感冒等疾病，故有"多事之秋"之说。因此，此时节要注意防燥，饮食起居均要调摄周到，此外，还需保证充足的睡眠时间，才能达到预防保健的目的。

（四）秋分养生

"秋分"与"春分"一样，都是古人最早确立的节气。秋分当天日夜时间相等，此后夜愈长日愈短。全国大部分地方气温下降快速且明显。凉风习习、碧空澄澈、丹桂飘香、蟹肥菊黄，是秋分的标志性景色。秋分的到来，意味着正式进入秋季。

1. 起居调养

秋分以后应早睡早起，早睡顺应阴精的收藏，以养"收"气；早起则顺应阳气的舒长，使肺气得以舒展。夜愈深，其寒气愈重，也就更易入侵体内，给以后腰腿疼痛埋下隐患，还会导致咳嗽等疾病。衣着方面要根据天气的变化及时地增减衣服，注意防寒保暖。平时选择步行、打太极拳、骑自行车、跳舞等轻松平缓且活动量不大的项目，以防止出汗过多，阳气耗损；运动时以周身微热、尚未出汗最佳，汗出即可停止，切勿大汗淋漓，这样既可得到锻炼，又可避免寒气通过毛孔进入人体，引发疾病；运动不宜过早或过晚，最好太阳升起来之后开始，太阳落山前就结束。

2. 饮食调养

饮食温润，宜食辛酸。秋分的"燥"不同于白露的"燥"，秋分的"燥"是凉燥，而白露的"燥"是"温燥"。"燥令伤肺"，因此，在饮食方面要注意多吃一些芝麻、核桃、糯米等清润、温润的食物，还可适当多吃些辛酸味、甘润或具有降肺气功效的果蔬，特别是白萝卜、胡萝卜，但也不可吃得过多，以免造成肠胃积滞。选择药物时，可选一些益阴的中药，如沙参、麦冬、桑叶等，可以适当服用（如泡水喝）。进补有度，切勿过量。"春夏养阳，秋冬养阴"，秋季是进补的好时节，但秋分时节进补，不可太过，要适量。切忌无病进补，不然会既增加开支，又损害自身；切忌慕名进补，过量滥用滋补品可能会导致人体过度兴奋、血压升高等；进补应分清虚实，虚病又有阴虚、阳虚、气虚、血虚之分，只有对症服药才能补益身体。

3. 防病保健

秋分以后，气候逐渐转凉，此时胃肠道对于寒冷的刺激变得非常敏感，如果防护不当，就可能引发胃肠道疾病而出现反酸、腹胀、腹泻、腹痛等症，或使原来的胃病加重，所以此时要特别注意胃部的保暖。平时根据天气变化适时增添衣服，夜晚睡觉盖好被子。此外，饮食上还要注意忌口，不吃过冷、过烫、过硬、过辣、过黏的食物，戒烟戒酒，忌暴饮暴食。这时燥邪、寒邪、风邪也渐渐增多，人体毛孔收缩，免疫力下降，怕冷、感冒、咳嗽、腰酸背痛、过敏性鼻炎等虚寒病症也随之多发。秋分当令之时，借助阴阳消长的变化，因势利导实施艾灸，可以有效提高机体自身免疫力，温通阳气、祛风散寒、扶助正气、增强免疫力，还能润燥。

（五）寒露养生

寒露的意思是气温比白露时更低，地面的露水更冷，快要凝结成霜了。寒露时节，南岭及以北的广大地区均已进入秋季，东北和西北地区已进入或即将进入冬季。寒露后，雨水渐少，天气干燥，昼热夜凉。许多人会相继出现中医上所说的"凉燥"症状，即咽干、鼻燥、皮肤干燥等。寒露时节，养生最主要的是预防"凉燥"，宜从养阴防燥、润肺益胃方面入手。

1. 起居调养

此节气要早睡早起，保证睡眠充足，劳逸结合，特别需注意足部保暖，每天晚上可用热水泡脚，这样可以使足部的血管扩张、血流加快，改善足部皮肤和组织营养，减少下肢酸痛发生，缓解疲劳。衣着方面，寒露过后，天气寒冷，老人、儿童和身体体质较弱的朋友要注意防寒保暖，逐渐增添衣服；换季衣服别换得太快，最好厚薄搭配，以保暖为主，"不穿单衣"也是寒露养生的重要一点。同时，还应随时备好急救药品，防止因气温骤降而引发哮喘、中风、心肌梗死等突发疾病。可以选择适宜的运动来进行预防保健，需结合自身身体状况确定运动方式及运动量。

2. 饮食调养

在饮食上少吃辛辣刺激、香燥、熏烤等食品，宜多吃芝麻、核桃、银耳、萝卜、番茄、莲藕、百合、沙参等有滋阴润燥、益胃生津作用的食物。水果有梨、提子、荸荠、香蕉等；蔬菜有胡萝卜、冬瓜、莲藕、银耳等，以及豆类、菌类、海带、紫菜等。早餐应吃温食，最好喝热药粥，因为粳米、糯米均有极好的健脾胃、补中气作用，如甘蔗粥、玉竹粥、沙参粥、生地粥、黄精粥等。中老年人和慢性病患者应多吃红枣、莲子、山药、鸭、鱼、肉等，同时室内要保持一定的湿度，注意补充水分。

3. 防病保健

秋天气温渐渐变凉，而胃肠道对于寒冷刺激非常敏感，如果防护不当就会引发胃肠道疾病或使原有的胃病更加严重。因此，寒露以后的养生特别要注意养护好自己的胃部。另外，消化道溃疡的发生、发展与情绪也有一定的关系，因此要注意情绪健康，保持精神愉快和情绪稳定。寒露节气不少人为了防止口干，晚上睡觉前会喝不少水，夜尿频率就会增加，但注意不要憋尿。尿液中含有毒素，如果长时间储存在体内，含有细菌的尿液不能及时排出，易诱发膀胱炎。而高血压患者憋尿会使交感神经兴奋，导致血压升高、心跳加快、心肌耗氧量增加，引起脑出血或心肌梗死，严重的还会导致猝死。如因脾胃寒凉而造成腹泻，可以使用艾条对准神阙穴（肚脐）进行施灸，以有温热感为宜，每次灸半小时左右，每天进行 1 次，连灸 10 次为 1 个疗程。一般来说，一年四季都可以使用此法，但以秋冬季效果最佳。因体质虚弱而出现的胃肠功能紊乱、神经衰弱等病，用此法进行防治，效果很好。

（六）霜降养生

霜降为每年公历 10 月 23 日左右，霜降节气含有天气渐冷、初霜出现的意思，是秋季的最后一个节气，也意味着冬天即将开始。霜降时节，养生保健尤为重要，民间有谚语"一年补透透，不如补霜降"，足见这个节气对人们的影响。

1. 起居调养

应避免因气候凉爽而赖床贪睡，切忌受寒，晨起宜较前月略晚为宜，以避霜冷寒气。衣着方面，要增加衣服，注意保暖，贴身衣服应定期换洗；养成睡前用热水洗脚的习惯，热水泡脚除了可预防呼吸道感染性疾病外，还能使血管扩张、血流加快，改善脚部皮肤和组织营养，并减少下肢酸痛的发生，缓解或消除一天的疲劳；老年人不要穿硬底鞋，鞋要宽松些，袜子要透气护肤。运动方面，运动量可适当加大，可选择登高、踢球等运动。登高既可使肺的功能得到舒畅，同时登至高处极目远眺，心旷神怡，可舒缓心情，也可选择广播体操、健美操、太极拳、太极剑、球类运动等。气温越来越低，最好等太阳出来或比较暖和的时候出门锻炼，如果活动量大、出汗，应解开衣扣，让身体慢慢降温。每次运动前，一定要做好充分的准备活动，注意动与静的合理安排，不宜过度劳累，更不可经常大汗淋漓，使阳气外泄，伤耗阴津，削弱机体的抵抗力。

2. 饮食调养

"霜降"之时已经进入深秋，中医认为此季节属于五行中的"金"，对应肺脏。因此，此时饮食养生宜"平补"，适宜的食物有梨、苹果、橄榄、白果、洋葱、芥菜等，这些食物有生津润燥、清热化痰、止咳平喘、固肾补肺的功效。此时应少吃寒凉的食物，如海鱼、虾、各种冷饮等，以免伤肺引发疾病。少吃冷硬食物，忌强刺激、暴饮暴食，还要注意胃的保暖。白薯、山芋、山药、藕、荸荠等，都是这个时节适宜吃的食物。此外，还可以多吃些百合、蜂蜜、大枣、芝麻、核桃等食物，也有保健效果。

3. 防病保健

霜降时节，气温可能突然下降，昼夜的温差会拉大到10℃以上，而人体的皮肤和呼吸系统并不能很好地适应这样的变化。这时，慢性病患者和体质差、抵抗力弱的人很容易病情加重；另外，冷空气的刺激会使人体血管发生收缩，血压突然上升，从而诱发各种心脏血管疾病。要预防，关键是要保暖。有寒冷哮喘发作史的，要提前服药预防；有高血压病史的，也要按时按量服用降压药物，定时检查血压，预防心脑血管意外发生。霜降天凉慎防病，应避免剧烈运动，保持情绪稳定和心情舒畅，早晚减少外出，尽量避免受冷空气侵袭，是积极主动预防疾病的有效途径。

四、冬季养生

冬天是天寒地冻、万木凋零、生机潜伏闭藏的季节。中医认为人与天地相应，随四季的轮替而变化，人体的阳气也会随着自然界的转化而潜藏于内。因此，冬季养生要顺应自然界闭藏规律，在"藏"字上下功夫。冬季做好了养"藏"，肾精才能得到充养，以敛阴护阳顾护人体之根本，因此冬季是养生保健的最佳时期。

（一）立冬养生

立冬标志着冬季的开始，一般为每年的 11 月 7 日或 8 日。立冬不仅仅代表冬天的来临，还表示万物收藏，规避寒冷的意思。

1. 起居调养

立冬之后要早睡晚起，日出而作，以保证充足的睡眠，从而有利于阳气潜藏，阴精蓄积。年轻人要避免夜生活丰富，睡觉过晚；老年人要避免晨练起得太早。长跑能对心肺功能产生较好的效应，它可使心肌收缩力加强，血的输出量增加，氧的吸收和运输效率提高，可使人精力充沛，体力增强，是一项老少皆宜的冬季健身运动。

2. 饮食调养

在饮食养生方面，中医认为冬季为肾经旺盛之时，而肾主咸，心主苦，因此应少食咸，多吃点苦味的食物。立冬时节的营养应以增加热能为主，可适当多食瘦肉、鸡蛋、鱼类、乳类、豆类及富含碳水化合物和脂肪的食物，同时要多吃新鲜蔬菜以避免维生素的缺乏。同时，立冬是炖汤进补的最佳时节，冬季人体新陈代谢减慢，消耗相对减少，所以通过滋补食物可以将营养物质吸收于体内。

3.防病保健

中医认为"冬养肾"。立冬到了，养肾的时机也就到了。在冬天的时候做"吹"字补肾功可以很好地养肾，对腰膝酸软、盗汗遗精、阳痿、子宫虚寒等疾病有一定的防治作用。具体步骤：①微屈膝，下蹲，松开两手，内旋外翻手心向外缓缓展开。②起身，两手外旋内翻缓缓收回，轻抚腹部。③双手绕腰腹一周。④微屈膝，下蹲，两手沿腰骶、双腿外侧下滑并顺势前摆（手从腰部下滑时即开始配合口吐"吹"字，先呼后吸，呼气时读"吹"字，口为撮口，唇出音）。⑤起身，两掌心向内，缓缓收回，轻抚腹部，反复6次。⑥做完第6次后，两手前摆收回至腹前后，微屈膝下蹲，两掌缓缓展开。⑦起身，两掌外旋内翻缓缓收回。虎口交叉相握轻覆肚脐，静养2～3息。每天按时做可以起到防病保健的功效。

（二）小雪养生

小雪过后，天气日渐寒冷，进入真正意义上的冬季。天已积阴，寒未深而雪未大，故名小雪。这时黄河以北地区会出现初雪，虽雪量有限，但还是给干燥的冬季增添了一些湿润，空气的湿润对于呼吸系统疾病会有所改善。在小雪节气中，天气时常是阴冷晦暗的，大自然也处于"阴盛阳衰"的状态，所以可以经常晒晒太阳，起到壮人阳气、温通经脉的作用。

1. 起居调养

小雪后会出现降温天气，所以起居要做好御寒保暖，防止感冒的发生。这个时节，"薄衣法"仍应坚持，慢慢加衣。其原则是以穿衣不出汗为度，避免汗孔大开，引风邪寒气侵入人体。另外，还可多做摩搓腰部动作。

2. 饮食调养

小雪前后，天气阴晴不定，时常阴冷晦暗，光照较少，很容易引发或者加重抑郁症。这个季节宜多吃羊肉、牛肉、鸡肉等温补类食品，同时，还应该多吃腰果、芡实、山药、栗子、白果、核桃等益肾的食品。另外，吃复合性的碳水化合物能改善心情，效果虽然慢但更合乎健康原则。

3. 防病保健

小雪前后，许多地区的室外温度已到零下，因而此时是冻疮的高发期，尤其是手、足、脸等部位更易产生局部性冻疮。中医认为冻疮与气血两虚有密切的关联，小雪前后，气血运行更加不畅，冻疮自然会"不请自来"。另外过度劳累、运动过少和御寒方法不当也会引发冻疮；手脚特别爱出汗的人往往体表散热很快，因而患冻疮的概率比一般人要高。因此在小雪节气到来前后，阳气不足和体质虚弱者应尽早采取措施预防冻疮的发生。

（三）大雪养生

大雪时节，一般为每年的 12 月 6 日，此时天气开始变得更为寒冷。气温骤降，大风、大雪将会经常出现，感冒、气管炎、支气管炎等呼吸道疾病的人会比平时多好几倍。秋冬养阴，大雪时节天地之间阴气最盛，此后阳气渐升，而阴气渐衰。因此在大雪时节若能进行很好的调养，则可使养生效果大大增加。通过养精神、调饮食、练形体、适温寒等进行综合调养，达到强身健体的目的。

1. 起居调养

大雪时节应早睡晚起，避免受寒，除了保持合适的温度，冬天居室还要保持适当的湿度，湿度过低会使上呼吸道黏膜水分丢失，防御功能降低，咽喉干燥。在使用取暖器的时候，尤其要注意室内空气中的湿度，必要时可放一盆水或在屋里养一些鱼，以防空气过于干燥。要根据气候的变化适当增减衣服，戴顶帽子、配条围脖、穿双保暖鞋不失为防寒的最佳选择。

2. 饮食调养

在日常饮食中，宜多吃些御寒食物，以提高机体的御寒能力。如海带、紫菜、大白菜、玉米等含碘食物，食用这类食物可促进人体甲状腺激素分泌，增强新陈代谢，加强皮肤血液循环，抗冷御寒。

3. 防病保健

大雪节气的特点是干燥，空气湿度低，加之暖气较热，呼吸道成了最易发病的"重灾区"。建议尽量增加室内湿度，多喝水以保持呼吸道的湿润。如果室内空气太干，可在暖气上搭一条湿毛巾，或使用加湿器。一般来说，冬天室内的湿度在30%～60%人体总体感觉良好，同时还应适当运动，增强身体抵抗力。

（四）冬至养生

冬至这一天，是北半球全年中白天最短、黑夜最长的一天。过了冬至，白昼越来越长，阳气回升，是一个节气循环的开始，冬至过后，各地气候都进入最寒冷的阶段，古人认为："阴极之至，阳气始生，日南至，日短之至，日影长之至，故曰冬至。"冬至与夏至一样是阴阳转折时期，阴极而生阳，这一节气的到来是阴气盛极而衰，阳气开始萌芽的时候,《黄帝内经》说:"冬至四十五日,阳气微上,阴气微下。"意思是说,从这一天到立春的 45 天,阳气微升,阴气渐降。故以冬眠状态,养精蓄锐,为来年春天生机勃发做准备。

1. 起居调养

此时应早卧晚起,收敛神气,防寒保暖,适度锻炼。按照"冬时天地气闭,血气伏藏,人不可作劳汗出,发泄阳气"的原则,早睡晚起,等待阳光出现才出外活动,以保证充足的睡眠,从而有利于阳气潜藏,阴精蓄积。冬至时节要做到合理安排起居作息,以保养神气,劳逸适度,养其肾精,尽量做到"行不疾步、耳不极听、目不极视、坐不至久、卧不极疲"。唐代医学家孙思邈认为"男子贵在清心寡欲以养其精,女子应平心定志以养其血",也就是说男子以精为主,女子以血为用,要根据自身实际情况节制房事,不可因房事不节,劳倦内伤,损伤肾气。肾为先天之本,肾精充足,五脏六腑皆旺,抗病能力强,身体健壮则人能长寿。冬至节气宜在白天多晒太阳,房间适度通风,以利阳气的生长,但不宜进行高强度的体育锻炼,不可大汗淋漓,避免损伤阳气,可选择进行太极拳、八段锦等动静结合的运动。

2. 饮食调养

冬至在中医养生上是一个最重要的节气，主要是因为"冬至一阳生"。冬至这一天，阴极阳生，人体内阳气蓬勃，最易吸收外来的营养。因此，冬至前后是进补的最好时间，不仅能强健身体，还能消寒。俗话说："药补不如食补。"在冬季应恰当选择既美味，又具有补益作用的食物。冬季适宜补益的食品，中医又分为三大类：①温补类：天寒地冻时适量首选鸡肉、羊肉、牛肉、鲫鱼等食物，但忌过多进食导致上火。②平补类：如莲子、芡实、薏仁、赤小豆、大枣、燕窝、银耳、猪肝等食物既无偏寒、偏温的特性，又无滋腻碍胃的不足。③滋补类：具有滋阴益肾、填精补髓的功效。主要有木耳、黑枣、芝麻、黑豆、猪脊、海参、龟肉、甲鱼、鲍鱼等。冬令时节进行饮食调理，需要针对不同的个体，辨证对待，选择适宜补益的食品，这样才能达到真正的养生效果。

3. 防病保健

冬天很容易被寒邪所伤，寒邪属于阴邪，容易伤到人体的阳气，可导致机体新陈代谢减弱，出现手脚不温、畏寒喜暖等阳气虚的表现，还容易引发许多疾病，或者使旧病复发加重。寒冷对呼吸系统的影响最为明显，它能降低呼吸道的防御能力，引发哮喘、慢性支气管炎、肺气肿等呼吸系统疾病。因此，冬至养生要加强保暖。中医认为人体的头、胸、脚这三个部位最容易受寒邪侵袭，故这三个部位应重点保护。在日常生活方面要做到凉、暖、热三结合，即晨起和睡前凉水洗脸、温水漱口、热水泡脚，这样能提高人体的耐寒能力，减少疾病的发生。脚是人体的"第二心脏"，尤其是老年人，应注意防止寒从脚下起，经常保持脚的温暖，养成随时按摩双脚的习惯，每天坚持睡前用热水泡脚，可以促进周身血液循环，消除疲劳，改善睡眠，这对全身保健都是大有好处的。

在冬至阴阳交接的时候，艾灸神阙穴（肚脐）是激发身体阳气上升的最佳时间。在冬至前后四天，加上冬至这一天共九天中，可以通过艾条灸神阙穴的方法养生。把艾条点着后以肚脐为中心，熏灼肚脐周围就可以了。注意不要烫到皮肤，有温热的感觉即可。每天一次，每次15～20分钟。神阙穴是五脏六腑之本，为任脉、冲脉循行之地、元气归藏之根，为连接人体先天与后天之要穴。艾灸神阙穴可益气补阳，温肾健脾，祛风除湿，温通经络，调和气血。

（五）小寒养生

"寒"即寒冷的意思，表明已经进入一年中的寒冷季节，通常为每年的1月5日。此时冷气积久而寒，但还没有达到最冷的程度，因而称小寒。但从历史气象记录来看，小寒却比大寒冷，是全年中最冷的节气。中医认为寒为阴邪，最寒冷的节气也就是阴邪最盛的时期，所以，从小寒开始，阴邪就猖狂起来。

1. 起居调养

因为冬属阴，昼短夜长，阳气不足，人容易生病，所以起居建议是坚持早睡晚起，在晚上九、十点的时候尽量睡觉，这样有利于阳气的潜藏和阴精的积蓄，对人体健康十分有益。生活中经常晚睡、早起、通宵熬夜等作息方式均是诱发心血管疾病的高危因素。

2. 饮食调养

小寒一般在12月末或1月初到来，此时处于土气旺，肾气弱的状态。在饮食方面，宜减甘增苦，补心助肺，调理肾脏。另外，"三九补一冬"，小寒时节也需适当进补，在饮食上可以多吃羊肉、牛肉、芝麻、核桃、桃仁、杏仁、瓜子、花生、榛子、松子、葡萄干等性温热的食物，也可以与药膳结合进行调补。日常要注意多吃一些温热食物来补益身体，抵御寒邪。

3. 防病保健

冬季气温低，人体受寒冷刺激后全身毛细血管收缩，血液循环外周阻力加大，左心室和脑部负荷加重，引起血压升高，容易促进血栓形成，导致中风发生。约 70% 的中风患者多在冬季发病，故被专家称为"冬季神经科的流行病"。中风发病急，进展快，病死率高，故在寒冬季节要切实做好中风的预防工作。防中风首先要做好高血压、冠心病、糖尿病等原发病的治疗，其次是注意及时发现先兆症状，如突发眩晕、剧烈头痛、视物不清、肢体麻木等，遇此症状应速送医院就诊。

（六）大寒养生

大寒是冬季的最后一个节气，也是一年中最后一个节气，通常为每年的 1 月 20 日。从养生的角度来看，大寒与立春相交接，阳气已逐渐升发，人体应顺应天时，固护精气，滋养阳气，将精气内蕴于肾，化生气血津液，促进脏腑生理功能。另外，大寒虽已接近立春，但仍属寒冷的冬季，因此依然要着眼于"藏"，要控制自己的精神活动，保持精神安静，把神藏于内不要暴露于外。

1. 起居调养

在起居方面，"大寒"时节要顺应冬季闭藏的特性，做到早睡晚起。早睡是为了养人体的阳气，晚起是为养阴气。大寒时节，除了防寒之外，还须防风。俗话说，"寒从脚起，冷从腿来"，人的腿脚一冷，全身皆冷。因此，入睡前以热水洗脚，能使血管扩张，血流加快，改善脚部的皮肤和组织营养，降低肌张力，改善睡眠质量，特别是那些爱在夜间看书写作，久坐到深夜的人，在睡觉之前，更应该用热水泡脚。大寒时节，老年人常会出现筋骨酸痛的情况，所以，此时要注意补钙，同时，还应进行适当的体育锻炼，以增强机体的抗寒能力和抗病力，但不宜剧烈运动，以免出汗过多，导致体内阴精亏损、阳气耗散。

2. 饮食调养

大寒期间，天气寒冷，是感冒等呼吸道传染病的高发期，宜食用羊肉、狗肉等温肾壮阳之物，有助于抵抗寒邪的入侵，还应适当吃些温散风寒的食物，如生姜、大葱、辣椒等，以防御风寒邪气的侵扰。饮食方面，大寒节气应遵守保阴潜阳的原则，饮食宜减咸增苦，以养心气，使肾气坚固，切忌黏硬、生冷食物；宜热食，但燥热之物不可过食，食物的味道可适当浓一些，但要有一定量的脂肪摄入，保持一定的热量。此外，还应多食用黄绿色蔬菜，如胡萝卜、油菜、菠菜等。

3. 防病保健

一到寒冷的季节，各大医院面瘫患者数量就会明显增加，尤其是那些毫无防备的老年人和孩子，冷风一吹，就容易出现口歪眼斜的面瘫症状。多数患者对于面瘫根本没有什么感觉，只是在早上洗脸照镜子的时候才会突然发现自己的脸有些不正常，比如某一侧的脸皱纹消失，眼睑扩大，鼻唇沟变浅，口角下垂等。《黄帝内经》中说："风为百病之始。"认为风邪是六淫病邪最主要的致病因素，因为寒、湿、燥、热、火诸邪多是依附风邪而侵入人体，如外感风寒、风热、风湿等。因此，大寒要防风邪。

第六节　经穴养生

《中国公民中医养生保健素养》第31条指出，经穴养生：根据中医经络理论，按照中医经络和腧穴的功效主治，采取针、灸、推拿、按摩、运动等方式，达到疏通经络、调和阴阳目的的养生方法。

经络系统是一个由经脉和络脉共同组成、相互联系、彼此连接而成的体系。由经脉、络脉、经筋、皮部和脏腑五个部分组成。经络是运行全身气血、联络脏腑形体官窍、沟通上下内外的通道。人体经络系统以经脉和络脉为主，在内连属于脏腑，在外连属于筋肉、皮肤，经脉和络脉贯穿脏腑器官、形体官窍等一切组织，并遍布全身各部。其中经脉包括我们常说的十二正经、奇经八脉，以及附属于十二经脉的十二经别、经筋、皮部等。腧穴又称"穴位"，是人体脏腑经络之气输注出入的特殊部位，既是疾病的反应点，又是针灸临床的刺激点。

经穴养生方法简便易行，易学易会、安全实用，效果显著，受到国内外民众的喜爱。

一、推拿

推拿古称"按摩""按跷"，是在中医基础理论的指导下，通过手法作用于人体体表一定部位或穴位，或配合某些特定的肢体活动，调整机体的生理、病理状况，以达到通经活血、预防疾病、调和营卫、平衡阴阳的目的，是中国传统的养生保健方法之一。推拿主要是通过对身体的局部刺激，促进机体整体新陈代谢，从而调节人体各种功能，维持阴阳的相对平衡，增强身体的天然抗病能力，达到促进血液循环，预防疾病，延年益寿的目的。由于推拿程序操作简便、稳定可靠，几千年来一直作为一种有效的方法积累、组织和传承，受到群众的喜爱。

（一）推拿的作用

1. 调和营卫，平衡阴阳

推拿可疏通经络，健脾和胃，行气活血。依据中医基础理论，结合具体情况分别运用不同手法，通过经络的传导来调节全身，借以调和营卫气血，以柔软、轻和、渗透之力，循经络、按穴位，施术于人体，给全身带来一种轻松、愉快、舒适与灵活感，使人精神振奋，增强机体健康。

2. 疏通经络，行气活血

推拿主要是运用手法按、摸经络的虚实而完成对疾病的防治。《黄帝内经》说："……经络不通，病生于不仁，治之以按摩。"说明推拿手法有疏通经络之作用。通过推拿手法刺激相应穴位，可使气血循经络运行，防治气滞血瘀，以达到疏通经络，畅达气血之目的。西医学认为，推拿主要是通过刺激末梢神经，促进血液、淋巴循环及组织间的代谢过程，以协调各组织、器官间的功能，使机体的新陈代谢水平有所提高。

3. 健脾和胃，益气生血

气血乃是人体生命活动的物质基础，而气血充盈通顺在于五脏六腑的生化和脏腑气机的调畅。推拿养生主要是通过健脾和胃，促使人体气、血的生成，加强了人体生理循环，促进气机调畅，改善气生血、行血、摄血的功能。

（二）常见病自我推拿按摩

推拿的方法很多，在古典医籍中，记载非常丰富。总体上可分为自我推拿养生、他人辅助推拿养生两大类。自我推拿养生尤为普遍，具有简便易行、行之有效的特点。

失眠

失眠是由于大脑兴奋和抑制过程平衡失调，破坏了高级神经活动正常规律，导致白天该兴奋而不能兴奋，晚上该抑制而不能抑制的现象。古代医家认为失眠多因思虑劳倦，损伤心脾，或忧郁、紧张、精神刺激、肝气不舒，或久病肾虚，心肾不济，扰乱心神，神不守舍。

凡失眠者皆宜健脑宁神，可做以下自我推拿按摩：

①按揉印堂、神庭、太阳、角孙各半分钟，用拇指或中指指端按揉穴位。

②摩腹 3 分钟。手掌面贴于腹部做顺时针回环摩法。

③按揉涌泉穴 1 分钟。

④浴面：先将两手掌摩擦令热，然后摩擦面部 50 ～ 100 次，从人中、口角、前额、眉、目、鼻、额、发际至耳后，如浴面、洗头之状。

⑤按揉风池、风府各半分钟。

⑥按百会穴不拘时间。

⑦用中指指端按睛明穴，不拘时间。

胃痛

胃痛，中医又称"胃脘痛""心下痛""心痛"等，是以胃脘部（左上腹部位）近心窝处经常发生疼痛为主症的疾患。现代医学所说的胃、十二指肠溃疡，慢性胃炎，胃下垂，胃神经官能症，胃黏膜脱垂，胃痉挛都属于中医学胃痛的范围。胃痛多因喜食生冷，外感寒邪；或忧思恼怒，肝胃失和；或劳倦过度，饥饱无常导致气机失调，气滞血凝而引起。

胃痛可以做以下推拿按摩。

①分推腹部 10 ～ 20 次。双手以食、中、无名小指指面从鸠尾穴、中脘穴、神阙穴向腹部左右两侧分向推摩，推 10 ～ 20 次。

②摩中脘穴 1 分钟。

③推揉内关。用拇指指端按，左右两穴交替进行，各 1 分钟。

④按摩肚脐 1 分钟。

⑤按揉中脘穴、梁门穴、天枢穴，用拇指指端按，各半分钟。

⑥捶背 1 分钟。

头痛

头痛是一种常见症状。中医认为，头为"诸阳之会"，即全身阳气聚集的部位，又为"精明之府"，即全身精华聚集的地方。五脏精血和六腑清阳之气皆上会于头，所以凡外感时邪或脏腑内伤，都能导致经络气血阻塞不通，头部清阳之气失于舒展而致头痛。

头痛分为两大类，一类为外感头痛，一类为内伤头痛。无论哪一种头痛，皆宜通经活络，扶正祛邪，可自我推拿按摩以下穴位。

①开天门 15 ～ 20 次。双手拇指固定在头顶部，双食指及中指指面从眉心轮流分推到前发际正中。

②按揉风池穴半分钟。双手拇指指端按揉两风池穴。

③揉太阳穴 1 分钟。双手拇指指面分别在左右两太阳穴做回形运动法，其余四指可固定在颞部。

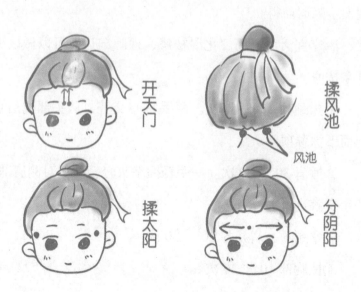

开天门

揉风池

风池

揉太阳

分阴阳

④分阴阳 10 ～ 15 次。双手拇指固定头部，双食指及中指指面从印堂穴分推到前额部。

⑤按揉风府半分钟。单手中指指端按揉风府穴。

⑥推夹脊 1 分钟。双手食、中指指面从风池穴自上而下直推项肌至肩中俞穴。

⑦推天柱骨 1 分钟。单手食、中、无名指指面从风府穴自上而下直推到大椎穴。

肥胖病

人的正常体重以体重（千克）＝身高（厘米）–105 来计算。如果一个人的体重超过正常体重的 20% 即为肥胖。肥胖病多因摄入高热量食物过多，又缺乏活动，使脂肪代谢发生障碍而得。

治疗宜活血舒筋、化湿祛痰、理脾健运，可以做以下推拿按摩。

①抹颈项 30 ～ 50 次。两手掌心交替，从头部枕后自上而下抹颈项部。

②捶肩 30 ～ 50 次。一手轻握拳头轻轻捶叩对侧肩部，两手交替进行。

③拿颈项、肩井各 20 ～ 30 次。

④擦胸部 10 ～ 20 次。

⑤直推腰胁 20 ～ 30 次。两手拇指与其他四指置于腰胁自上而下直推。

⑥擦上肢 20 ～ 40 次。左手擦右上肢，右手擦左上肢。上肢内侧用掌心擦，上肢外侧用食、中、无名、小指四指的掌面擦。

⑦拿上臂 10 ～ 20 次。用右手拇指与食、中指对称用力，提拿左手臂外侧肌群；左手拇指与食、中指对称用力提拿右手臂外侧肌群。

落枕

落枕是一种极为常见的疾病，常因睡眠姿势不恰当或枕头过高过低或项背部着凉受寒等，以致颈项部经络受阻，气滞血瘀，或风寒停留而早晨起床时发病。表现为颈项部一侧酸痛、强硬，重的疼痛涉及肩部，患者头喜欢向患侧倾斜，活动受限，动则疼痛加重，向患侧转动时更加明显。

治疗落枕宜通经活血、解痉止痛，可以自我推拿按摩以下穴位。

①按揉手三里穴 1 分钟。

②按揉天宗穴 1 分钟。

③推夹脊穴 1 分钟。

④按揉风池穴、风府穴各半分钟。

⑤按拿肩井穴 1 分钟。

二、刮痧

刮痧是以中医经络腧穴理论为指导，使用特制的刮痧器具，蘸取一定的介质，辅以相应的手法，通过在体表进行反复刮动、摩擦，使皮肤局部出现红色粟粒状或暗红色出血点等"出痧"变化，从而达到活血透痧的目的。因其简便廉效的特点，临床应用广泛，适合医疗及家庭保健。还可配合推拿、拔罐、刺络放血等疗法使用，加强活血化瘀、驱邪排毒的效果。

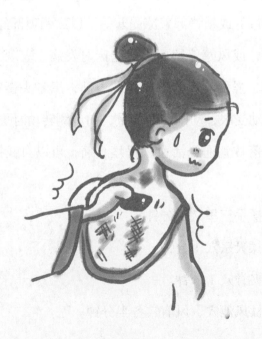

（一）刮痧的作用

1.预防保健

刮痧疗法的预防保健作用包括健康保健预防与疾病防变两大类。刮痧疗法作用部位是体表皮肤，皮肤是机体暴露于外的最表浅部分，直接接触外界，且对外界气候等变化起适应与防卫作用。皮肤之所以具有这些功能，主要依靠机体内卫气的作用。若外邪侵表，出现恶寒、发热、鼻塞、流涕等表证，及时刮痧（如取肺俞、中府等）可将表邪及时祛除，以免表邪不祛，蔓延进入五脏六腑而生大病。

2.调整阴阳

刮痧可以改善和调整脏腑功能，使脏腑阴阳得到平衡。刮痧对内脏功能有明显的调整阴阳平衡的作用，如肠蠕动亢进者，在腹部和背部等处使用刮痧手法可使亢进者受到抑制而恢复正常。反之，肠蠕动功能减退者，则可促进其蠕动恢复正常。

3.活血祛瘀

刮痧可增加组织流量，从而起到活血化瘀、祛瘀生新的作用，通过调节肌肉的收缩和舒张，使组织间压力得到调节，以促进刮拭组织周围的血液循环。

4. 行气活血

刮痧可使局部皮肤充血，毛细血管扩张，血液循环加快。出痧的过程是一种血管扩张渐至毛细血管破裂，血流外溢，皮肤局部形成瘀血斑的现象，通过增强局部血液供应而改善全身血液循环。气血的传输（通过经络系统）对人体起着濡养、温煦等作用。刮痧作用于肌表，使经络通畅，气血通达，则瘀血化散，凝滞固塞得以崩解消除，全身气血通达无碍，局部疼痛得以减轻或消失。

（二）刮拭方法

头部

头部因有头发覆盖，须在头发上面用面刮法进行刮拭，使用刮板薄面边缘或刮板角部刮拭，不必涂刮痧润滑剂，可增强刮拭效果。头顶部以百会穴为界，向前额发际处或从前额发际处向百会穴处，由左至右依次刮拭。对于头部两侧，刮板竖放在头维穴至下鬓角处，沿耳上发际向后下方刮至后发际处。太阳穴处用刮板角部从前向后或从上向下刮拭。风池穴处可用刮板角部刮拭。头部也可采取以百会穴为中心，向四周呈放射状刮拭。额中带、额旁带治疗呈上下刮拭。保健则上下或左右方向刮拭均可。

面部

应从内向外依照肌肉走向刮拭。面部刮拭的操作应温和，避免使用重力进行大面积刮拭，否则面部出痧影响美观。口腔、耳、眼、鼻的治疗必须在本人同意的基础上才能进行。刮痧的方向、角度、力道和频率均以患者可耐受为度。

背部

背部一般从上到下刮。一般情况下，先刮拭位于背部正中线的督脉，再刮拭膀胱经络和夹脊穴。肩部应从颈部分别向两侧肩峰刮拭。

四肢

四肢应从近端到远端刮拭，下肢静脉曲张和下肢水肿患者，应从肢体远端刮至近端，关节骨骼突起应顺势减弱。

腰腹部

腰腹部应从上到下刮拭。可用刮板的整个边缘或 1/3 边缘，可以由左至右刮，内脏下垂者应自下而上刮拭。

三、艾灸

艾灸法是指利用某些容易燃烧、火力温和的燃烧材料，熏灼或温熨体表一定的部位，通过调整经络脏腑的功能，达到防治疾病目的的一种方法。实施灸法的原料很多，但以艾绒为主，艾绒就是用干燥的艾叶除去杂质，捣碎成细软的绒状，贮存备用。其气味芳香，辛温味苦。

（一）艾灸的作用

1. 温经散寒

艾灸具有温经散寒的功能。临床上可以治疗寒湿痹痛和因为寒邪侵入所致的胃脘痛、腹痛、泄泻、痢疾等。

2. 消瘀散结

气为血帅，血随气行，气得温则行，气行则血亦行。艾灸能使气机通调，营卫和畅，临床常用于气血凝滞之疾，如乳痈初起等。

3. 扶阳固脱

阳衰则阴盛，阴盛则为寒，甚则欲脱，此时可用艾条来温补，扶助虚脱之阳气。临床上多用于脱证和中气不足、阳气下陷而引起的遗尿、脱肛、阴挺、崩漏、带下、痰饮等。

（二）艾灸的种类

1. 艾炷灸

将一小撮纯净的艾绒放在平板上，用拇、食、中指边捏边旋转，捏成规格大小不同的圆锥形艾炷。小者如麦粒大，中等如半截枣核大，大者如半截橄榄大。每燃烧一个艾炷，称为一壮。艾炷灸可分为直接灸和间接灸两类。间接灸是指用药物或者其他材料将艾炷与施灸腧穴部位的皮肤隔开进行施灸的方法，临床常见的有隔姜灸、隔盐灸、隔蒜灸、隔附子饼灸等。

2. 艾卷灸

艾卷灸又称艾条灸，即用桑皮纸包裹艾绒卷成圆筒形的艾卷，也称艾条，将其一端点燃，对准穴位患处施灸的

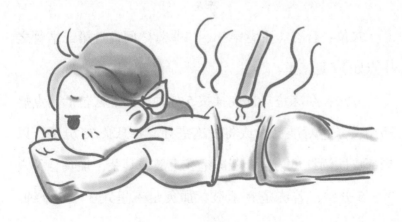

一种方法。按操作方法艾卷灸可分为悬灸和实按灸两种。实按灸施灸时，先在施灸部位垫上布或纸数层，然后将药物艾卷的一端点燃，乘热按到施术的部位，使热力透达深部，若艾火熄灭，再点再按，或者以布 6 ~ 7 层包裹艾火熨于穴位。若火熄灭，再点再按。

（三）常见病艾灸方法

胃痛

穴位：中脘（腹正中线脐上 4 寸处），足三里（外膝眼下四横指、胫骨边缘）。

方法：选准穴位后，点燃药用艾条，在中脘穴、一侧足三里穴上各悬灸 10 分钟，以穴位上皮肤潮红色为度。使用时要注意力集中，胃痛可立即缓解。

冻疮

穴位：合谷（手背第一、二掌骨之间，近第二掌骨之中点处），足三里。

方法：在冻疮局部先揉按 5 分钟。选准穴位后，点燃药用艾条，对准已发或将发冻疮处，各悬灸 35 分钟，以局部皮肤潮红色为度。若冻疮在上肢或耳朵，加灸合谷穴 3 ~ 5 分钟；若冻疮在下肢，加灸足三里穴 3 ~ 5 分钟。

用本法连续艾灸 3 天，冻疮不再复发。

失眠

穴位：涌泉（人体足底穴位，位于足前部凹陷处第 2、3 趾趾缝纹头端与足跟连线的前三分之一处），足三里，丹田（下腹部，前正中线上，当脐中下 3 寸）。

方法：点燃艾条之后，放到足心，以温热舒适、皮肤稍起红晕为度，每天 1 次，7 天为 1 个疗程。入睡前，可用艾卷灸足三里、丹田穴各 20 分钟，可以让睡眠更香。

感冒

穴位：风池（颈部，当枕骨之下，胸锁乳突肌与斜方肌上端之间的凹陷处），大椎（颈部下端，第七颈椎棘突下凹陷处），曲池（肘横纹外侧端，屈肘，当尺泽与肱骨外上髁连线中点），合谷，尺泽（肘横纹中，肱二头肌腱桡侧凹陷处）。

方法：疏风解表散寒。常用悬灸法、隔姜灸法。悬灸法是每次选取 2 ～ 4 穴，每穴每次艾灸 15 ～ 20 分钟，以灸后穴位局部皮肤潮红为度，每日 1 ～ 2 次；隔姜灸法是每次选取 3 ～ 4 穴，在穴位上放 0.2 ～ 0.3 厘米厚的姜片，中间用针穿刺数孔，将艾炷放在其上，点燃，每次 6 ～ 9

壮，每日1次，至痊愈。

高血压

穴位：足三里，绝谷（小腿外侧部，外踝尖上3寸，腓骨前缘凹陷处），曲池，血海（大腿内侧，髌底内侧端上2寸，当股四头肌内侧头的隆起处）。

方法：艾灸可以对高血压起到一定的辅助治疗作用，艾灸这几个穴位能够疏通经络，每穴每次艾灸15～20分钟。还要饮食清淡，不吃油腻，戒烟酒，多运动，休息好，保持心情舒畅。

（四）艾灸的禁忌

由于艾灸以火熏灸，施灸不注意有可能引起局部皮肤的烫伤，另外，施灸的过程中要耗伤一些精血，所以有些部位或有些人是不能施灸的，这些就是施灸的禁忌。古代施灸法，禁忌较多，有些禁忌虽然可以打破，但有些禁忌确实是应遵守的。

①皮薄、肌少、筋肉结聚处，妊娠期妇女的腰骶部、下腹部，男女的乳头、阴部、睾丸等不要施灸。关节部位不要直接灸。此外，大血管处、心脏部位不要灸，眼球属颜面部，也不要灸。

②凡暴露在外的部位，如颜面，不要直接灸，以防形成瘢痕，影响美观。

③极度疲劳、过饥、过饱、酒醉、大汗淋漓、情绪不稳，或妇女经期忌灸。

④无自制能力的人如精神病患者等忌灸。

⑤某些传染病、高热、昏迷、抽风期间，或身体极度衰竭，形瘦骨立等忌灸。

四、拔罐

拔罐是一种以杯罐做的工具，借热力排去其中的空气产生负压，使其吸着于皮肤，造成瘀血现象的一种疗法。

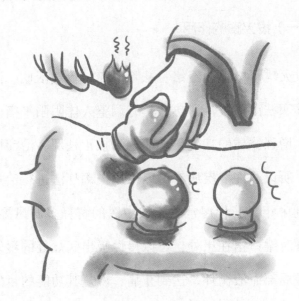

拔火罐通过物理刺激和负压人为造成毛细血管破裂瘀血，调动人体干细胞修复的功能，具有调节和提高人体免疫力的功能，进而促进血液循环，激发精气，调理气血，以产生治疗作用。古代医家在治疗疮疡脓肿时用它来吸血排脓，后来又扩大应用于肺痨、风湿等内科疾病。近年来，由于不断改进方法，使拔罐疗法有了新的发展，进一步扩大了治疗范围，成为针灸治疗中的一种重要疗法。现代拔罐器是将拔罐器从传统的点火排气方式创新为机械手动真空抽气方式，安全可靠，操作方便，根据体位设计成大小不同的罐体，使用更方便，所以在人民群众间流行甚广。

（一）拔火罐的作用

拔火罐可以疏通经络、祛除瘀滞、行气活血、消肿止痛、逐寒祛湿、拔毒泄热，具有调整人体阴阳平衡、解除疲劳、增强体质的功能，从而达到扶正祛邪、治疗疾病的目的。所以，许多疾病都可以采用拔罐疗法进行治疗。比如人到中年，筋骨疼常见，按中医的解释多属风湿入骨，拔火罐时罐口捂在患处，可以慢慢吸出病灶处的湿气，同时促进局部血液循环，达到止痛、恢复其功能的目的，从而治疗风湿痛，筋骨酸楚等不适。

由于拔火罐能行气活血、祛风散寒、消肿止痛，所以对腰背肌肉劳损、损腰椎间盘突出症有一定的治疗作用。火罐还可以应用于人体穴位上，治疗头痛、气喘、眩晕、咳嗽、眼肿、腹痛等病证。

（二）火罐的种类

玻璃火罐：玻璃火罐，是用耐热硬质玻璃烧制的。形似笆斗，肚大口小，罐口边略突向外，分多种型号，清晰透明，便于观察，罐口光滑吸拔力好，因此，玻璃火罐应用最广泛。

陶瓷火罐：陶瓷火罐使用陶土，做成口圆肚大，再涂上黑釉或黄釉，经窑里烧制而成，有大、中、小和特小几种，陶瓷罐里外光滑，吸拔力大，经济实用，北方农村多喜用之。

抽气罐：现用透明塑料制成，不易破碎，上置活塞，便于抽气。

竹筒火罐：南方产竹，多用竹罐。取坚实成熟的竹筒，一头开口，一头留节做底，罐口直径分 3 厘米、4 厘米和 5 厘米三种，长 8 ～ 10 厘米。口径大的，用于面积较大的腰背及臀部。口径小的，用于四肢关节部位。不常用的竹火罐，过于干燥，很容易透进空气。临用前可用温水浸泡几分钟，使竹罐质地紧密，然后再用。

（三）在家如何拔火罐

首先要注意选材，竹筒、玻璃瓶、陶杯都可以，但口一定要厚而光滑，以免火罐口太薄伤及皮肉，底部最好宽大呈半圆形。

在拔火罐前，应该先将罐洗净擦干，再让病人舒适地躺好或坐好，露出要拔部位，然后点火入罐。罐口的部位，涂以少许凡士林，将蘸有酒精的棉花用镊子或夹子夹住点燃。点火时一般用一只手持罐，另一只手拿已点着火的镊子，伸入罐内，将着火的镊子在罐中晃上几晃（几秒钟）后迅速撤出，将罐迅速放在要治疗的部位。

不要把罐口边缘烧热以防烫伤。由于罐内空气被热驱逐成真空，负压把皮肤牢牢吸住，拔 15 ～ 20 分钟就可将罐取下，取时不要强行扯拽，不要硬拉和转动，而是一手将罐向一面倾斜，另一手按压罐口周围皮肤，使空气经缝隙进入罐内，罐子自然会与皮肤脱开。

（四）常见病拔罐方法

拔火罐常用于治疗落枕、感冒、腰背痛、颈肩痛、风湿痛、消化不良、失眠和更年期综合征等。但在家里拔火罐只能起到辅助治疗作用，病情比较严重的最好还是到医院治疗，以免延误治疗时机。下面介绍几种家庭拔火罐治疗常见病的方法。

感冒

症状：头痛、身痛，可有鼻塞流涕，畏寒，发热重，无汗。

常用穴位：风池、大椎、外关。

操作方法：留罐法。取上穴，留罐15～20分钟。

腹痛

症状：胃脘以下发生疼痛，有冷痛、灼痛、隐痛、绞痛、满痛、胀痛、刺痛等。

常用穴位：中脘、天枢、关元、气海、脾俞、胃俞。

操作方法：留罐法。取上面3～5个穴位，留罐10～15分钟。

乳腺增生

症状：乳房内有硬结，月经前、生气后疼痛加剧，伴有口苦咽干，或喉中如有物，吐之不出，咽之不下，心烦易怒，心情不畅，同时伴有月经不调。

常用穴位：肾俞、膻中、肝俞、气海、期门。

操作方法：留罐法。依上述穴位先闪罐拔至潮红再留罐 15 ～ 20 分钟。隔日 1 次。

落枕

在患侧脖子和背部，寻找压痛点，拔罐 10 分钟左右。

（五）注意事项

拔罐时要选择适当的体位和肌肉丰满的部位。骨关节、心脏部位、乳头、患有皮肤病的地方、毛发较多的部位均不适用。拔罐时要根据所拔部位的面积大小选择大小适宜的罐，操作时必须迅速，才能使罐拔紧，吸附有力。

拔火罐时，注意不要把罐口边缘烧热以防烫伤皮肤。若烫伤或留罐时间太长而使皮肤起水疱，小的用消毒纱布敷上，防止擦破即可。水疱较大时，用消毒针将水放出，涂以龙胆紫药水，或用消毒纱布包敷，以防感染。

拔火罐的时间要掌握好，并不是越久越好。皮肤有过敏、溃疡、水肿及大血管分布部位，不宜拔罐。高热抽搐者，以及孕妇的腹部、腰部，亦不宜拔罐。

第七节 体质养生

《中国公民中医养生保健素养》第32条，体质养生：根据不同体质的特征制定适合自己的日常养生方法，常见的体质类型有平和质、阳虚质、阴虚质、气虚质、痰湿质、湿热质、血瘀质、气郁质、特禀质九种。

中华中医药学会2009年3月发布了《中医体质分类与判定》，此标准2009年4月9日正式实施。这是我国第一部指导和规范中医体质研究及应用的文件，应用了流行病学、免疫学、分子生物学、遗传学、数理统计学等多学科交叉的方法，经中医临床专家、流行病学专家、体质专家多次论证而建立的体质辨识标准化工具，具有良好的适用性、实用性和可操作性。

体质是人类在生长发育过程中所形成的与自然社会环境相适应的个性特征，体质决定了人们的健康情况，决定了对疾病的易感性和所产生病变类型的倾向性。

一、体质差异形成的原因

人的体质特点受多种因素的影响，包括环境、饮食、生活习惯、精神状态等。其影响因素的差异性会导致人体体质出现不同的变化。中医认为，体质是人体在秉承先天的基础上，在环境影响下，在其生长、发育和衰老过程中形成的功能、结构和代谢上的相对稳定的特殊状态。

人体体质由先天和后天两类因素决定。先天因素，又称禀赋，是人体体质的决定性因素，对于人的智力和体力的发展及体质的强弱，具有重大影响。先天因素只能对体质的发展提供不同的可能性，最终人体体质强弱离不开后天因素的影响。后天因素主要指人出生之后所生活的环境、饮食、生活习惯、精神状况等，这些因素通过影响和改变先天因素而起作用。因此，体质形成的机制是极其复杂的，它是机体内外环境多种复杂因素综合作用的结果。

（一）先天禀赋

先天禀赋包含种族、家族遗传、婚育，甚至养胎、护胎、胎教等因素，是体质形成的基础和体质强弱的前提条件。种族、家族的体质特征具有承继性和相对稳定性，如后代可秉承父母的体质类型，可能出现相应的强、弱、大、小、胖、瘦等不同的体型与性格。婚育状况也能影响胎儿未来的体质，如婚育年龄、怀孕时机、父母生殖之精的优劣等都对保证后代未来体质优秀有重要影响。此外，胎儿的营养发育状况，对体质特点的形成也有重要作用。

（二）地理环境

地理环境一般是指存在于人类社会周围如地质、地貌、气候、水文、土壤、矿藏、生物等各种自然要素的总和。由于生活的地理环境条件不同，受不同水土性质、气候类型、生活条件等的影响导致居住者形成不同的体质。现代科学也认为，生物体中所存在的全部化学物质都来自土壤、空气和水。因为不同地域的水质与土壤的化学成分不同，这些化学成分通过水的溶解或植物的吸收和其他动物的食用，直接或间接地进入人体，从而导致人类体质明显的地区性差异。《黄帝内经》中就强调了东西南北中不同地区的水土气候及饮食居住等生活习惯对体质形成的重大影响，如东方地处海滨，是盛产鱼和盐的地方，当地居民多食鱼类和咸味食物，他们皮肤黑，肌理疏松；西方地域多山旷野，是沙石之地，当地人依山而住，多食肥肉，形体肥胖，外邪难以侵害。因此，中医在体质养生上强调"因地制宜"。

（三）饮食营养

水谷是人体不断生长发育的物质基础，《黄帝内经》认为："人以水谷为本。"说明体质不仅与先天禀赋有关，而且依赖于后天水谷的滋养，可见，饮食营养也是决定体质强弱的重要因素。长期饮食失宜或饮食偏嗜等都可能导致体内气血运行及脏腑功能失常，从而影响体质，使机体发生疾病。因为五味本身虽不能致病，但它们因为数量的积蓄，超过了机体的适应能力，便会改变体质，诱发疾病或改变机体生理功能。因此，合理的膳食结构和科学的饮食习惯对维护和增强体质有很大影响。

（四）性别差异

男为阳，女为阴。男性多禀阳刚之气，体魄健壮魁梧，女性多具阴柔之质，体形小巧苗条。传统中医认为男子以气为重，女子以血为先。男性由于在禀赋和后天生活因素上有别于女性，形成了以阳气为重而有别于女性以阴血为重的特殊体质，而女子也有其独特的经、带、胎、产的特点。《黄帝内经》中也指出了男女不同，不仅有各自不同的身体形态、脏腑结构和生理特性乃至心理特征，在体质方面也有不同的特点。

（五）年龄壮幼

年龄也是影响体质的重要因素之一。体质可随着年龄的增长而发生变化，人体的结构、机能和代谢也随着年龄的增长而发生改变。在《黄帝内经》中详细论述了人体脏腑气血盛衰与年龄的关系。清代名医吴鞠通在《温病条辨》中提出小儿为"稚阴稚阳"之体，说"小儿稚阳未充，稚阴未长"，概括了小儿发育的体质特点。《黄帝内经》说："壮者之气血盛，其肌肉滑，气道通，营卫之行不失其常。"唐代孙思邈《千金翼方》记载："人年五十以上，阳气日衰，损与日至，心力渐退。"这些都说明由于年龄不同，青壮年及老年人的体质特点亦有不同，客观地揭示了年龄因素与体质变化的规律。

（六）精神情志

精神情志活动与脏腑气血阴阳关系十分密切，对人体的体质有重要影响。一个人体质的好坏，不仅要看他生理机能是否正常，还要看他的心理和精神上有无缺陷，否则就不能称得上体质健全。精神情志，感物而发，既不可不及，又不可太过，"贵乎中节"，否则，不仅影响体质，还会导致疾病。《淮南子》认为"人大怒破阴，大喜坠阳"，说明了情志受损可直接损伤机体，引起机体阴阳气血失调，从而使健康体质的基础发生动摇。现代医学证实了抑郁的精神状态不但对健康有害，还能影响机体的免疫状态，促使某些疾病较早发生，衰老提前到来，或加重病情甚至加速死亡。

此外，社会环境、劳逸、锻炼、起居、疾病与药物等因素对体质的形成也有重要作用。

二、九类体质养生

平和质

平和质指的是阴阳气血调和的体质状态。一般表现为体态适中，面色红润，精力充沛。常见平和质的人群通常为健康的体质状态，平和即阴阳平衡，有高水平和低水平之分。有些慢性病稳定期的人也可能是平和质，有些人可能有向亚健康转化的倾向，故仍需注意保养。

平和质

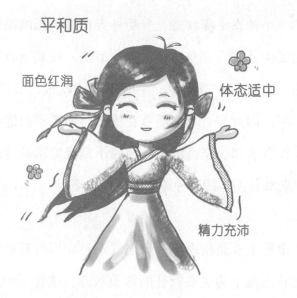

面色红润

体态适中

精力充沛

【典型案例】

李先生，体形匀称，性格随和，面色肤色润泽，大家都说他目光有神，容易相处。平时他也总是觉得自己吃饭香，睡觉酣，精力旺盛。日常生活中也不怎么生病，即使偶尔感冒，也只需要多喝点水，休息休息就好了。每次体检，医生都夸奖他特别健康。

体质分析：李先生就是典型的平和体质。平和体质者以平为期，以和为贵，就像人们使用的电子秤，健康的指针基本处于正中"0"的位置，发生变化时指针会左右摆动，是最为理想的一种体质类型。但是，人的身体状况其实处于一个动态平衡状态，会受外界环境的影响而发生变化。如果你仗着自己身体棒，黑白颠倒，长期通宵工作或者玩乐，白天打蔫或酣睡，平时不规律吃饭，长此以往，平将不平。因此，平和体质重在维护。如果平时能够按时作息，饮食规律，坚持锻炼，即使不刻意追求补养或者调理，也能够长期保持这种体质的最佳状态。

气虚质

气虚质主要是指由于一身之气不足而以气息低弱、脏腑功能状态低下为主要特征的体质状态。饮食不均衡，营养物质不足够，得过重大疾病或者长期卧病在床，年老体

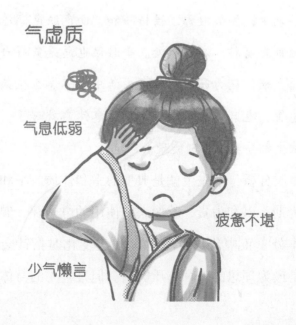

气虚质
气息低弱
疲惫不堪
少气懒言

弱及劳累过度致脏腑机能减弱，气的化生不足都是气虚体质。

【典型案例】

张先生，27 岁，2006 年大学毕业，断断续续工作了 2 年，因气虚乏力无法正常上班，就自己待在家里做网店，但也很难坚持，由父母陪同看病，表情疲惫、痛苦，因为这个毛病，连女朋友都没找到。询问原因，是因为在读大学期间，总是熬夜打游戏，白天宅在宿舍睡懒觉，常年不出门，连饭都是同学给带回宿舍或者干脆不吃饭，运动就更不用说了，时间长了，从凳子上站起来都觉得腿打晃儿。

体质分析：张先生属于较典型的气虚体质。俗话说："人活一口气。"气对于人体来说是最为重要的生命物。

首先，气相当于人体的"发动机"。气就是流动的具有很强活力的物质，其"运动"的特性激发和推动了人的生长发育、脏腑的活动、血液的运行、津液的输布。气虚的人，由于其身体的"发动机"动力不足，体内运行功能减弱，营养无法吸收，垃圾排泄不出去而易生病，平时说话有气无力，一般身体都不太好。气虚体质的人生长发育相对较慢，脏腑经络功能也会减退，血行滞缓、水液不化、津液不布、痰湿内生的情况都有可能出现。这类人大多性格内向，不爱说、不爱动，这与体质有关，不是他愿意这样，而是不得不这样，为什么呢？因为气不足。本来气就弱了，身体自然就会保持安静，这样才能储存能量，保存实力。

其次，气还有"卫外"和"固密"的作用。"卫外"和"固密"对于人的保护，与大气层对地球的保护有很多相似之处。大气层不仅能够防止紫外线等有害物质进入地球，还能防止有用物质随便流散，如氧气、水分、热量等。"卫外"就相当于前者，能保护机体不受外来邪气的侵害；"固密"就相当于后者，能保持体内有用物质不流失，如能控制血液在脉内运行，防止血液溢于脉外，还可控制和调节汗液、尿液、唾液的分布和排泄。

此外，气还担任着"转换机"的角色。在大自然中，水能可以转化为热能，热能可以转化为电能，人体中的能量也可以相互转化，如肾水可以转化为肾气，血可以转化为汗，水谷可以转化为血。总之，人体内精、气、血、津液的相互转化及新陈代谢都是靠气来实现的。气虚质通常会表现为全身疲乏无力，精神不振，不喜欢说话或者说话声音小，不喜欢动等。

养生调理：以补气养气为养生原则。通过补脾、胃、肺、肾之气，以增加气虚质人群的身体素质。饮食上多吃些粳米、糯米、小米、山药、马铃薯、胡萝卜、香菇、鸡肉、鹅肉、兔肉、牛肉、青鱼、鲢鱼等，这是补气的重要方法。适当服用药膳，因为气虚者多脾胃虚弱，消化功能比较弱，所以饮食不宜过于滋腻，可以服用药膳进行调理，也可进行膏方调理。

阳气不足者精神上易出现悲哀的情绪。常表现出情绪不佳，易于悲哀，故必须加强精神调养，培养豁达乐观的生活态度，保持稳定平和的心态，不宜思虑或悲伤太过。

气虚体质的人还可选用较为柔缓的方式进行锻炼，如广播操、太极拳、散步、慢跑、按四肢及胸腹等。气功可练"六字诀"中的"吹"字功。但由于体质虚弱应防止过度运动导致疲劳。

阳虚质

阳虚质主要指因阳气不足而以形寒肢冷等虚寒现象为主要特征的体质状态。阳气对于维持人体各项功能活动正常有着十分重要的作用，如果人体失去了阳气，就会失去新陈代谢的活力，从而不能够为自身提供能量及热量，也就难以抵御恶劣气候对人体的影响。人体如果免疫功能下降，则会容易感冒或者发生其他疾病，反复不愈。阳虚质人群的体质特点一般表现为白胖或者面色淡白，没有血色，害怕寒冷，喜欢暖和，疲劳无力，手足冰凉，喜热饮食，小便清长，舌质胖嫩，色淡苔白滑，脉弱或沉迟无力等。

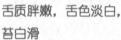

舌质胖嫩，舌色淡白，苔白滑

阳虚质常见面色淡白、畏寒喜暖、手足发冷、疲劳乏力等症状。

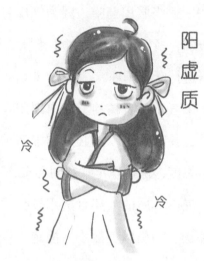

阳虚质

冷

冷

【典型案例】

王女士，自小就非常怕冷，并且一年四季都手脚冰凉，一到春天，其他时尚女生已经穿上漂亮的春装时，她仍然需要穿着厚厚的棉服。而且她还非常讨厌空调，开空调时背部、腹部、腿脚都感到特别的冷，这给家人带来了很大的不便。因为一家人都很怕热，为了她却不能够开空调。在单位，大家开空调时，她只好大夏天披着披肩、穿着厚厚的鞋子。

体质分析：王女士的情况属于比较典型的阳虚体质。阳虚体质其实是一种阳气不足的体质状态，换句话说，就是生命之火不够旺盛。人体内的生命之火可以类比为太阳，只有在太阳照耀大地，散发光和热的情况下，万物才可以生长，人类才能繁衍生息。如果光和热不足了，大地就像笼罩了阴霾。所以说只有生命之火足够旺盛，人体才能更好地运作，各个脏腑器官才能得到温煦。如果体内阳气亏虚，机体失却温煦，则可能形体白胖，肌肉松软，口唇色浅。神志失去阳气的温养，人就会出现精神不振、睡眠偏多的现象。人容易出汗，毛发易脱落，常有口渴不欲饮的现象。体内缺乏阳气的温煦，所以饮食喜热。阳虚体质者耐夏不耐冬，不耐受寒邪，生病多为寒证，疾病也容易向寒证转化。阳虚体质者易感湿邪，水湿聚集，从而引发痰饮、肿胀、泄泻等病症。阳虚体质者性格多沉静、内向。

养生调理：阳虚体质者重点是以温补阳气为养生原则。阳虚者关键在于补阳。五脏之中，肾为一身阳气之根，脾为阳气生化之源，阳气不足一般以脾肾阳虚为主，故当着重补之。在饮食调养方面，阳虚者当多吃羊肉、狗肉、鹿肉、鸡肉、韭菜等具有温阳壮阳作用的食物以温补脾肾阳气。夏日三伏，每伏可食羊肉附子汤一次，配合天地阳旺之时，以壮人体之阳。不宜多吃寒凉食物或过分油腻之品。

中医认为，阳虚是气虚的进一步发展，故而阳气不足者多可见气虚之象。阳气不足者常表现出情绪不佳，易于悲哀，故必须加强精神调养，要善于调节自己的情感，学会自我排解，多听音乐，多交朋友，多参加社会活动，去忧悲、防惊恐、和喜怒，消除不良情绪的影响。阳虚体质之人宜每天进行1～2次体育锻炼，具体项目因体力而定。散步、慢跑、打乒乓球、游泳等都是适宜的体育活动。锻炼不宜于阴冷天气或潮湿之处进行，而应选择温暖天气在户外进行。

阴虚质

阴虚质是指由于濡养人体的阴液缺乏而以阴虚内热为主要特征的体质状态。其体质特点一般为形体瘦小，面色多潮红或干，心中时烦，多喜饮冷，便干尿黄数。

【典型案例】

陆女士是一家外企老板，身材苗条，穿着时尚，性格爽朗，平时很爱讲话。整体而言，她身体素质不错，但就是平时眼睛经常感到干涩，手心老是出汗，由于性格较急，爱发脾气，动不动就会因情绪激动而把怒火发到孩子身上。

体质分析：何女士是较为典型的阴虚体质。阴虚体质是指体内正常需要的水分、津液、精血等阴液不足，导致相关的脏腑组织濡养不够，出现内热的一种体质状态。简单地说即水分不足，产生内热。人体的津液、精血、水分都属于"阴"的范畴。大自然中，太阳是提供能量的，水是濡养世界的。如果没有水，河道干涸，土地干裂，花草也会枯死。人体就像是一个小自然，如果不吃饭可以活 7 ~ 10 天；如果不喝水，3 天也活不成。如果人体内水少了，津液也会变少，在干燥之后，就容易生皱纹，此时使用再好的润肤品也无济于事。一阴一阳为之道，正常情况下，阴和阳的比例应该是协调稳定的。属于"阴"的物质

阴虚质

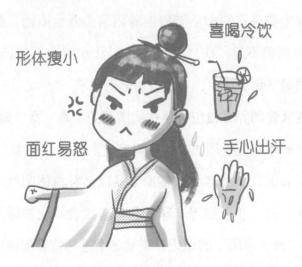

形体瘦小

喜喝冷饮

面红易怒

手心出汗

少了，属于"阳"的部分就会显得相对旺盛，出现一片虚火内扰的现象，所以会出现两颧发红、手脚心发热、亢奋、急躁发火。这样的人看上去很精神、很健康，但其实身体已经处于不足的状态，经不起反复折腾。阴虚体质的形成既有先天不足的因素，如孕期母体体质弱，或母亲是高龄受孕，或早产等；也有后天失养的因素，如纵欲耗精、积劳、饮食不调、季节变化等。现代许多年轻人，生活节奏很快，压力也比以前大，精神消耗过大；体力，特别是精力透支明显，又经常熬夜、睡眠不足；饮食上喜欢辛辣刺激口味，时间一长，就可能导致人体植物神经紊乱，如果再不注意调养，就会像何女士那样，容易受到阴虚的"垂青"。

养生调理：阴虚质者以滋养阴液为养生原则。阴虚体质者多真阴不足，应"补其不足，壮水制火"，且五脏同源，同居下焦，所以，应重视滋养肝肾。

在饮食调养方面应按照扶阴潜阳的原则。饮食偏清淡，远离肥腻厚味及燥烈之品，可以多吃点芝麻、糯米、蜂蜜、乳品、甘蔗、鱼类等甘寒性凉之品以滋补机体阴气，对于葱、姜、蒜、韭、椒等辛味之品则应少食。应遵循《黄帝内经》"秋冬养阴"的原则，于秋冬季进补营养粥糜，如沙参粥、百合粥、山药粥等，还可于冬天适当服食温热之品，如牛肉、羊肉、狗肉等，取阳生阴长之义。

阴虚质的人性情一般比较急躁，常常心烦易怒。因此，平时应加强自我修养，养成冷静、沉着的性格。平时在工作中，对非原则性问题少与人争执，尽量少参加争胜负的文娱活动，以免情志受激，这也符合丹溪"正心、收心、养心，皆所以防此火之动于妄也"之旨。在体育锻炼方面，也以调肝养肾为主。不要参加过于激烈的运动，以免出汗过多，损伤阴液。钓鱼、太极拳、八段锦较为合适，气功宜固精功、保健功、长寿功等，也可通过练习"六字诀"中的"嘘字功"以涵养肝气。

痰湿质

痰湿质是指由于先天禀赋、过食肥甘等导致痰湿积聚，以黏滞重浊表现为主要特征的体质状态。痰湿质人群的体质特点一般表现为体型比较肥胖，腹部脂肪偏多，或喜欢吃油腻的食物，经常感到疲乏，喜欢睡觉，觉得浑身困重不想动弹，或饭量比较大，易出汗，既害怕热又害怕冷，自身的适应能力差。

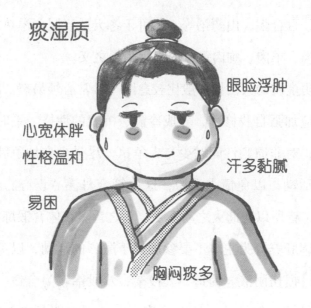

痰湿质

眼睑浮肿

心宽体胖
性格温和

汗多黏腻

易困

胸闷痰多

【典型案例】

林大妈一向为人温和恭谦，心宽体胖，是典型的老好人，还喜欢吃甜食。但是，她的脸有些黄胖，还比较油，眼胞总是浮肿。很容易出汗，而且汗很黏。总是觉得困倦，还会胸闷，痰多。大便比较软散，小便微浊。特别是在梅雨潮湿天气，会觉得周身不爽，总是"黏黏嗒嗒"的。

体质分析：林大妈的情况是比较典型的痰湿体质。中医认为，"脾为生痰之源"。痰湿体质者多由于脾胃功能失常，饮食水谷精微运化障碍，以致湿浊留滞。形象地讲，人体内的水液开始犹如纯净水，随着饮食起居的不科学，比如偏好油腻、甜味食品和缺乏运动，纯净水混入了油腻、糖浆、代谢垃圾等，再加上缺乏运动，则水流不畅，甚至成为死水，慢慢形成黏滞重浊的液体，引起一系列痰湿表现。就痰湿体质的性格特征而言，一方面痰湿重浊，困扰人体阳气的升发，其性格不太外向，而是偏温和；另一方面，痰湿体质者多为中老年人群，世事洞明，所以性格稳重恭谦和达，多善于忍耐。就痰湿体质的常见表现而言，痰湿泛于面部，则面部皮肤油腻，为油性肌肤，且肤色偏暗黄；痰湿聚于眼胞，则眼胞微浮；痰湿凝滞于肌表，则体形肥胖，腹部肥满松软，出汗时感觉汗液比较多且黏腻不爽；中医认为"肺为贮痰之器"，痰湿形成于脾，容易积聚于肺，影响肺的宣降功能，所以出现胸闷、痰多等表现；痰湿形成于脾胃功能失常，反过来还会导致脾胃运化功能减弱。因"脾主四肢"，脾胃功能正常，气血充足，四肢强健；脾胃功能减弱，气血不足，或者痰湿阻滞营养物质滋养人体，则表现出容易感到周身疲倦，身重不爽。痰浊上泛于口，则口黏腻或甜；痰湿下行于小便，则小便微混，舌体胖大，舌苔白腻，脉滑为痰湿内阻之象；痰湿阻滞于心，易患心脑血管疾病；痰湿阻滞于肺，则咳喘，痰多痰湿阻滞营养物质滋养头脑，则眩晕。由于痰湿的形成多归咎于生活方式的不健康，所以痰湿为病，也称为生活方式疾病，比如高血糖、高血脂、高血压、代谢综合征、肥胖等。

养生调理：需要遵循的养生原则为化痰除湿。痰湿之生，与肺脾肾三脏关系最为密切，故应调补肺脾肾三脏，以达到化痰除湿的目的。

在饮食调养方面切忌吃得过饱，少吃油腻食品，以防生痰助湿，可多吃容易消化的软食，酒类也不宜多饮。多吃些具有宣肺、益肾、健脾、利湿、化痰的食物，如白萝卜、荸荠、紫菜、海蜇、洋葱、枇杷、白果、大枣、扁豆、薏苡仁、红小豆、蚕豆等。同时，应注意限制食盐的摄入。

可适当增加社会活动，培养兴趣爱好，开阔眼界，合理安排休闲活动，以调畅气机，舒畅情志，改善体质。

痰湿体质之人，大多身体肥胖，容易疲乏，所以应该长期坚持体育锻炼，中小强度较长时间的全身运动较为适宜，如哑铃、拉力器、投掷、跳跃、散步、慢跑、球类、武术、八段锦、五禽戏等，均可选择。最佳运动时间可选择在一日中阳气盛极之下午2：00～4：00。活动量应逐渐增强，让疏松的皮肉逐渐变得结实致密。气功方面以动桩功、保健功、长寿功为宜。

湿热质

湿热质是人类生命活动的一种重要表现形式，是指人体生命过程中，在先天禀赋和后天获得的基础上所形成的形态结构、生理功能和心理状态方面综合的、相对稳定的固有特质。湿热质人如果不好好调理，不仅生疮长痘，身体还会向病理转化，容易感染皮肤、泌尿生殖、肝胆系统一类的疾病。通常，皮肉关节、五脏六腑是湿热蓄积的地方。导致湿热的因素有很多，饮食过于肥甘厚味、嗜好烟酒、过食生冷、不喜运动、情绪抑郁、常年居住于潮湿的环境、淋雨涉水等，都是导致湿热内蕴的元凶。湿热质特

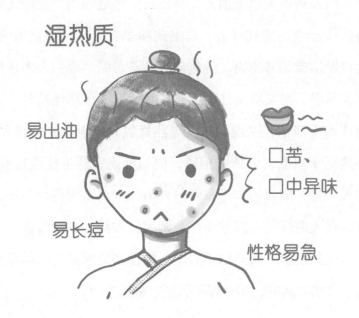

湿热质

易出油

口苦、

口中异味

易长痘

性格易急

点一般表现为面部容易出油，口里常感觉苦涩，舌苔黄腻。体内的热气使皮肤容易生疮长痘，瘀积在皮肤中的湿气使痘痘不容易痊愈。

【典型案例】

汤先生体形有些偏胖，脸上总是油光满面，看起来不清爽，而且容易长痘痘，行动起来也比较缓重。他脾气很急躁，容易发火。常常觉得嘴巴里发苦、口干，舌苔发黄还很腻。吃东西喜欢口味重的，爱吃辣，但是吃了辣容易"上火"，眼睛里出现红血丝，还会便秘。

体质分析：汤先生的情况是比较典型的湿热体质。这类人面部和鼻尖总是油光发亮，易生痤疮粉刺，皮肤还容易瘙痒，经常感到口苦、口臭或嘴里有异味，身重困倦。大便燥结或黏滞不爽，舌质偏红，苔黄腻。他们大多性格急躁易怒，对又潮又热的气候较难适应。湿热体质是一种内环境不清洁，又湿又热，湿热氤氲，排泄不畅的体质。湿热泛于肌肤，形体会偏胖，面垢油光，易生痤疮粉刺。胆气上溢，则口苦口干，湿热内阻，则身重困倦。热重于湿，则大便燥结；湿重于热，则大便黏滞。小便短赤，舌质偏红苔黄腻，湿热郁于肝胆，则性格急躁易怒，易患黄疸、火热等病症；湿热郁于肌肤，易患疮疖。

养生调理：需要遵循清热除湿、燥湿醒脾的养生原则。其中最重要的是要注意辨别湿热所占的比重，对症加减。

要除湿热，饮食必须以清淡为主，辣椒、狗肉、牛肉、羊肉、酒等，最好想都不要想；韭菜、生姜、胡椒、花椒等甘温滋腻，以及火锅、烹炸、烧烤等辛温助热的食物，得少吃；取而代之的，应该是赤小豆、绿豆、芹菜、黄瓜、薏苡仁、莲子、茯苓、鸭肉、鲫鱼、冬瓜、苦瓜、藕等甘寒、甘平的食物。平时经常练习深呼吸，多听舒缓、流畅、悠扬的音乐。通过锻炼舒展筋骨关节，增加身体柔韧度。因为筋骨关节的僵硬、涩滞不利于肝胆的疏泄。运动推荐瑜伽、五禽戏、太极拳、普拉提。

气郁质

气郁质是指由于先天禀赋、精神刺激等导致气机郁滞，以性格不稳、敏感脆弱表现为主要特征的体质状态。人体情志不舒常可导致气机郁结。如气机郁滞，常可损及人体肝、心、脾、肺等脏。气郁质的特点为脸色苍暗或者姜黄，平时性格易于激动，或神情抑郁，或者动不动就叹气，一般舌色淡红。

气郁质

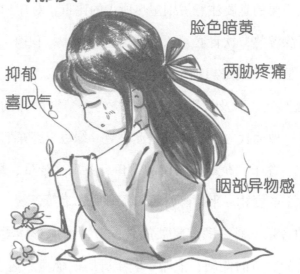

脸色暗黄

两胁疼痛

抑郁
喜叹气

咽部异物感

【典型案例】

小杨的父母感情不和，小时候，父亲常对母亲怒骂甚至拳脚相加，他和姐姐只能躲到小屋里叹气，偷偷抹眼泪。如今，小杨来到北京读大学，远离了怒骂声，居然渐渐开始失眠。起初只是入睡困难，后来渐渐出现梦多，睡眠质量差，每天只能睡三四个钟头。学习效率明显下降，还严重影响了日常生活。

体质分析：小杨的情况是比较典型的气郁体质。这种体质的人大多体形偏瘦，常感到闷闷不乐，情绪低沉，容易紧张、焦虑不安，多愁善感，容易感到害怕或受到惊吓，常感到乳房及两胁部胀痛，经常无缘无故地叹气，咽喉部常有堵塞感或异物感，容易失眠、健忘。应该说，气郁质的人少数属于先天遗传，其他人则可能是由过去一些不良经历造成，与抑郁症关系密切。气郁体质者主要是情志不畅所导致的，因此他们多表现为内向性格，常郁闷、情绪低落、生闷气，久而久之就会转化成抑郁症。俗话说：心病还需心药医。因此，对于气郁体质者来说，最主要的还是保持心情舒畅。

养生调理：养生原则一般为理气解郁。这是因为肝主疏泄，调畅气机，喜条达而恶抑郁，故此种体质之人应疏肝解郁。

此类体质之人应该多吃能行气的食物，如佛手、荞麦、萝卜、大蒜、高粱皮、刀豆、香菜等。亦可适当少量饮酒，以疏通血脉，提高情绪。因为此种体质之人性格比较内向，神情常处于抑郁状态，应培养开朗乐观的性格。主动寻求快乐，多参加社会活动及集体文娱活动，常看喜剧或听相声，或者观看激励意义的电影、电视剧，勿看悲剧。多听一些轻松、开朗、激动的音乐，以提高情绪；多读有积极鼓励作用、展现美好生活前景的书籍，以培养开朗、豁达的意识，在名利上不计较得失，知足常乐。学会自我调控和驾驭情绪，在戒怒的同时应学会适当宣泄。通过高强度、大负荷的锻炼来鼓动气血，疏发肝气。气功方面，使脉气在全身运行，有助于经络畅通透达，以开导郁滞。

血瘀质

血瘀质是指由于先天禀赋、后天损伤导致以血行不畅或瘀血内阻的血瘀表现为主要特征的体质状态。形成血瘀体质的基本病机为气血瘀滞。如因气虚、气滞、血寒等原因，使血行不畅而凝滞；或因外伤及其他原因造成内出血，不能及时消散或排出，则生瘀血。现代医学中的高脂血症、高黏血症及冠心病、高血压等亦多与血瘀有关。因此，血

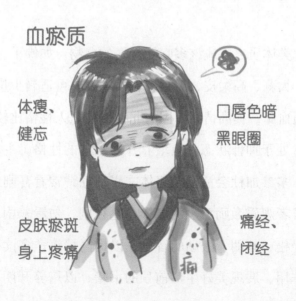

血瘀质

体瘦、
健忘

口唇色暗
黑眼圈

皮肤瘀斑
身上疼痛

痛经、
闭经

瘀质的养生方法越来越受到重视。其体质特点一般表现为平时面色晦滞，口唇色暗，肌肤甲错，常有出血倾向，皮肤局部有瘀斑，舌质有瘀斑或瘀点，脉细涩或结代。

【典型案例】

杨女士，28岁，两颊上就有了黄褐斑，皮肤粗糙。工作不是很累，但眼睛里红丝却很多，刷牙时牙龈容易出血。月经经期正常，却颜色偏暗，常有血块，这些她从没放在心上。近日身上莫名其妙地出现皮肤瘀青，逼得她去医院查了血常规、凝血功能，结果却一切正常。

体质分析：杨女士是较典型的血瘀体质。这种体质的人大多体形偏瘦，性格急躁，容易健忘。面色、口唇偏暗，常有色素沉着，皮肤干燥，容易出现瘀斑。不仅如此，头发还易脱落，常感到这疼那疼的。血瘀体质的女性多是痛经的"受害者"，容易出现闭经，或经色紫黑有块、崩漏。另外，心脑血管疾病和某些肿瘤也与瘀血有关，应该引起注意。血瘀体质是体内血液运行不畅或瘀血内阻的体质状态。血行不畅，气血不能濡养机体，则形体消瘦，发易脱落，皮肤易干；不通则痛，故易患疼痛，女性多见痛经；血行瘀滞，则血色变紫变黑，故见面色黑暗，皮肤偏暗，口唇暗淡或紫，眼眶暗黑，鼻部暗滞，皮肤色素沉淀，容易出现瘀斑。

养生调理：遵循的养生原则为活血化瘀。此类体质重在气血畅通，瘀者行之，故当活血祛瘀，并配以补气行气。

饮食上可多吃活血养血的食品。如桃仁、油菜、山慈菇、黑大豆、山楂、红糖等，可食用山楂粥等。酒可少量常饮，以有益于血液循环。

血瘀体质之人常心烦、急躁、健忘或忧郁苦闷。在精神调养上应注意生活规律，按时作息，培养乐观的情绪。精神愉快则气血和畅，营卫流通，经络气血运行正常，有利于体质改善。

在生活中需要加强体育锻炼，多做有益于心脏血脉的活动，各项活动以助气血运行为原则，太极拳、八段锦、长寿功、内养操、保健按摩术、各种舞蹈、跳绳、踢毽子等均可实施，有助于气血运行，增强体质。

特禀质

特禀质是先天失常的体质状态。容易过敏的人，在中医体质学上，属于特禀体质。"特"指的是特殊，即过敏体质。人们经常用春暖花开来形容春天，但有些人却特别害怕春天的到来，因为春天的花粉，特禀质的人容易出现过敏症状，带来很多烦恼。春天花粉一飘，这类人就不停地打喷嚏或者流泪。过敏体质的人除了有先天性原因，还包括后天因素。有患者检查发现鱼过敏，虾过敏，桃过敏，小麦过敏，什么也不能吃。如果我们知道自己是过敏体质，可以调整体质，而不是去阻断过敏原，这样就从根本上改变了过敏状态。

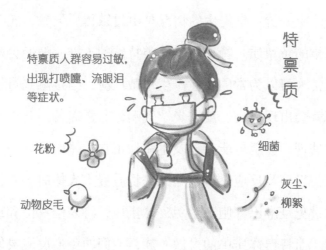

特禀质人群容易过敏，出现打喷嚏、流眼泪等症状。

花粉

动物皮毛

特禀质

细菌

灰尘、柳絮

【典型案例】

卓先生，43 岁，自从 22 年前移居巴拿马后就常年做冷冻食品生意。巴拿马位于中美洲地峡，地近赤道，属热带海洋性气候，年均气温 23～27℃。加上两面濒海，海岸线长。因此，一年当中除了一个季节为旱季外，其他三个季节都为雨季，气候潮湿。卓先生需要常年在冻存食物的冰库和商店外面的炎热气候间往返，身体倒也没出现过什么异常。可是十几年后，由于服用海鲜，卓先生的手脚出现红色斑块，只要一遇冷热突变的外界环境，就会变得心情紧张，全身各个部位都可能出现红色斑块，且每次发作的部位不固定。卓先生很是懊恼，生意受到了影响，也给身心带来影响。

体质分析：卓先生的情况是由过敏体质导致，属于中医所指的特禀质。特禀质是一类特殊的人群，他们会对某些正常人习以为常的物质产生过敏反应，当接触到过敏原时，就会出现鼻炎、皮肤炎、气喘，非常痛苦，若得不到及时处理，甚至可能会危及生命。正常人体内都有一套生理保护性免疫反应系统，当外来物质侵入人体时，人体就会通过免疫淋巴细胞产生免疫球蛋白，将入侵物中和或消化掉。而特禀体质中的过敏一族，他们的免疫反应灵敏度超出了应有的程度和范围，通常会将一些对人体不会产生伤害的外来物质视作入侵者，并对其进行中和或消化，这样就会伤害到机体的某些正常功能，从而引发局部甚至全身性的过敏性反应，进而出现打喷嚏、哮喘、瘙痒、荨麻疹、过敏性紫癜等症状。所以，生活中这些人一定要避开这些可能引起过敏反应的物质。过敏原有花粉、粉尘、异体蛋白、化学物质、紫外线等几百种，有时甚至查不到过敏原。中医认为，过敏原是引起疾病的外部原因，过敏体质才是导致过敏反应的内在因素。因此，过敏体质者要防治疾病，除了躲避过敏原外，关键在于从根本上改善过敏体质。因此，对于特禀体质者防重于治，调控特禀体质可以从根本上减少或杜绝过敏性疾病的发生。

养生调理：遵循的养生原则为益气固表，养血消风。过敏通常是受到外界过敏原的刺激，自身产生的过于亢奋的应激反应或生理反应。身体抵抗外界环境靠的是"卫气"，体内正气足，卫气就强，对外界的适应力就强，肌表就坚固，所以过敏体质的调养当益气固表。

儿童对一些容易引起过敏反应的食品，如奶制品、蛋类、鱼虾、豆制品可少量食用，慢慢适应，还可食用能增强免疫力的初乳食品，因为初乳含免疫球蛋白G，保护儿童上呼吸道黏膜，减少因细菌、病毒感染而诱发的儿童支气管哮喘和水肿的发生。

还应加强精神调养，青少年时期注意养成良好的生活习惯，培养好性格，注意养肺健脾。中年时期要加强运动锻炼，饮食规律，避免过劳，学会管理情绪，注意养心健脾。老年时期要劳逸适度，心态平和，避免情绪激动和抑郁，注意脾胃和心肾的调养。

第三章

不同人群的养生之道

中医养生以"因人制宜"为原则，注重个体差异。因人不同，养生方法也不相同。不同年龄的人，其脏腑精气与功能状况均不相同，性别不同，身体功能、发病规律也不尽相同。本章从年龄、性别等差异划分不同人群，归类养生方法。

第一节　儿童养生之道

中医认为，儿童时期为"纯阳之体""稚阴稚阳"，其生理特点是蓬勃向上，发育迅速，但脏腑娇嫩，发病容易，传变迅速。

（一）养成良好饮食习惯

避免偏食　儿童成长需要多种营养物质，如蛋白质、脂肪、维生素等，偏食容易导致营养失衡，从而影响儿童生长发育。偏食高热量的儿童容易肥胖，不爱吃蔬菜水果的孩子则容易便秘。

节制零食　零食过多使肠胃得不到休息，容易引起肠胃功能失调，而且还容易影响进食，导致营养不足，影响儿童生长发育。

按时进食　儿童要按规律进食，年龄不同，每日餐数可不同，但应有规律，不能暴饮暴食，否则容易伤胃，削弱身体抵抗能力。有专家主张孩子应该保持七分饱，才能不损伤脾胃，不易患肠胃病。

精细食物 儿童食物应注重种类和制作方式，特别是低龄儿童，食物宜细、软、烂、碎，更有利于消化吸收。

控制冷饮 儿童喜食冷饮，冷饮中糖分较多，大量或者久食，容易导致食欲不振，而且还会导致胃功能紊乱，出现胃痛等症状，从而阳气虚损，影响儿童生长发育。

（二）起居调摄

保证睡眠 充足的睡眠是儿童生长发育的必要条件，特别是对身高有很大影响，睡得好则长得高。尤其是夜晚，生长激素分泌较多，一定要保证儿童夜晚的睡眠时间。

衣着宽松 因为儿童活泼好动，衣物选择应以宽松舒适为原则，面料以纯棉为佳，以利于儿童生长发育。

室外活动 儿童要多参加室外活动，多见风日，刺激机体新陈代谢，促进体内维生素 D 的合成和钙的吸收，增强身体素质。同时可提高儿童观察能力、语言沟通能力和人际交往能力等。

良好习惯 "起居有常，不妄作劳。"儿童上学后，要科学安排好学习休息时间，保证充足睡眠，提高学习效率。

养成良好的卫生习惯，注意口腔卫生，读书、写字、站立注意保持正确姿势，防止疾病发生，避免沾染吸烟、酗酒等恶习，保持快乐心境，保持心理健康。

第二节　女性养生之道

女性在生理上有月经、妊娠、哺乳等特点，和男子有极大的不同，而且女性感情丰富，容易情不自禁。尤其在特殊时期，更需多加注意。

一、经期保健

正常有规律的月经是女性生殖机能成熟、具备孕产能力的重要标志。一般月经期间无特殊症状。月经期间保健应当以保持经血按时而下，泄而有度为主，需在此期间做好饮食、精神、起居生活等方面的谨慎调摄。

（一）合理饮食

饮食一般应取营养较高、寒温平和、易于消化之物，不可多食生冷酸辣之物，以补充消耗的经血。可以根据经血的具体情况，有针对性地选用合理的食品。如经血量多属实热者，宜食清热降火，凉血止血之物，如莲藕、芦根等；经血不足者，可适当进食大枣、桂圆、核桃等以调补阴血。

（二）调和情志

女性在经前和经期，由于气血原因，会有不同程度的情志变化，情绪易于波动。因此应注意保持良好心态，注意调节，做到心情舒畅，避免七情过度。

（三）保持清洁

女性经期必须保持外阴清洁，内裤勤换洗，日光晒干。不可盆浴，不可游泳，不可行房事。卫生巾要选择柔软、透气、吸水好的产品，及时更换，保持干净卫生。

（四）活动适量

经期适当活动，有利于行经畅利，减少腹痛，但不能过于劳累，不要做剧烈运动和从事重体力劳动，否则容易导致经血过多、经期过长等。

二、孕期保健

女性怀孕期间，情志、饮食等方面的调摄尤为重要，不仅会影响自身健康，还会给胎儿的发育带来一定的影响。

（一）饮食调摄

妊娠早期一般会有不同程度的妊娠反应，进食应少量多餐，以清淡易消化的营养食品为主。呕吐较重者，可以常备饼干、干果等零食，并宜多饮水，少食刺激性食物。妊娠期间，要多食营养丰富的食品，如肉类、蛋类、豆类等，还要食用大量含有维生素和纤维的蔬菜、水果等。做到饮食有节，避免过量，戒烟戒酒，避免辛辣。

（二）情志调摄

气调则胎安，气逆则胎病。女性怀孕期间，要注意保持心神宁静，多接触美好事物。要常处静室，常听音乐，常读书籍，怡养心性，为胎儿的生长提供良好的环境。注重清心寡欲，孕期前三个月和最后三个月，需戒房事。

（三）起居调摄

妊娠期间要顺应四时气候之变化，及时增减衣物，避免外邪侵袭机体。同时注意衣服不要过暖，易招风邪。同时要避免电磁辐射、放射性物质的影响等，避免接触有毒有害物品，保证胎儿健康发育。

三、哺乳期保健

哺乳期是指产妇用自己的乳汁喂养婴儿的时期，通常为一年左右。哺乳期合理保健，可以使母亲身体逐渐恢复，乳汁分泌更加充沛，对母子健康都有裨益。

（一）调理饮食

乳汁为气血所化，而源出于胃。所以乳母饮食要有营养，易于消化。要多喝汤水，如鸡汤、鱼汤。不宜过于肥甘滋腻，亦不要乱用滋补，不可滥用药物。

（二）哺乳卫生

母乳是婴儿最理想的食物，母乳中含有多种免疫物质，可增强婴儿抵抗力。产后应早吮吸，早开奶。哺乳前，母亲应用温开水将乳头洗净，以免不洁之物进入婴儿口中。每次哺乳前要柔和地按摩乳房，有利于刺激排乳反应。乳汁充盈，乳房胀满者，应及时将多余乳汁挤出排净，避免因为乳汁瘀积而发生乳痈。定时哺乳，既可预防婴儿消化不良，又有利于乳母休息。

第三节　老年人养生之道

人步入老年之后，由于没有了工作的压力，空余时间增多，但人际交往却大大减少，子女独立或成家，人清闲下来，甚至是无事可做，使得孤寂感增强，而无法适应。有的人陷入孤独、寂寞之中，使身体得病概率增加，甚至会引发抑郁症。如何促进老人的身心健康，减少老人的疾病发生率，有利于延年益寿呢。下面我们具体谈一谈。

一、长寿的影响因素

生老病死，人的生命都有一定的限度，并不是无限的，所谓长生不老只是人们美好的愿望而已。《黄帝内经》中讲述了肾脏精气在人体生长壮老中起主导作用，对于常人究竟能活到多少岁这个问题，得出人类寿限为百岁的结论，因此俗语有称死亡为"百年以后"的说法。所以常人的寿命是 100 岁，并且上寿仍可以突破，即所谓"天寿过度"

的意思。《尚书》中也有可以活到 120 岁的相关记载。从现代的实际情况来看，突破百岁之寿的人并非罕见。

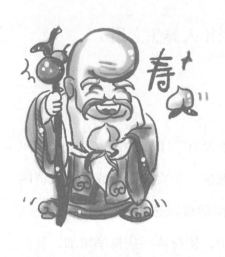

长寿就是指寿命长。在我国传统文化中，一些有趣的寿称，如喜寿即七十七岁，因"喜"的草书近似竖写的"七十七"；米寿即八十八岁，因"米"字拆开来刚好是数字"八十八"；白寿即九十九岁，因"白"字乃"百"字缺"一"；茶寿是一百零八岁，因"茶"字的草字头即双"十"，相加为"二十"，中间的"人"分开即为"八"，底部的"木"即"十"和"八"相加即"十八"，中底部连在一起构成"八十八"，再加上字头的"二十"，一共是"一百零八"。

老年人如果想要长寿，必须学习养生知识，积极参与社会生活，进行合理的养生保健，以颐养天年、健康长寿。

（一）环境因素

优美无污染的自然环境不仅有益于身体健康，而且为个人和家庭提供了安静、舒适的居住环境，是健康、幸福、长寿的摇篮。比如世界认可的五大长寿之乡，都风景美丽，如世外桃源一般。山藏幽洞、水穿洞出、洞潜碧流……广西巴马犹如遗世独立的仙境，不染尘俗。闻名遐迩的百魔洞令人啧啧称奇。洞中水澈如镜，钟乳石千姿百态，岩泉瀑四季飘洒，众鸟繁衍栖息，洞内宛若一座变幻莫测的水下龙宫。登高俯瞰，一个巨型草体"命"字镶嵌在广袤的田野中间，飘逸脱俗，让人称奇。生活在美丽的巴马，长寿是自然的。

因为地理位置的原因，山区、高原、海滨等地空气清新，污染也比较少，被认为是理想的居住地，所以在有条件的情况下尽可能地把住房建在依山傍水的地方。现代社会造成环境污染的主要源头是生产性污染、生活性污染和交通运输性污染。只有全社会一起参与努力控制或减少环境污染，才能够减少环境污染对人类健康的影响。个体方面，可以通过改变不良生活习惯或者生活方式，从而降低由此带来的环境污染问题。

（二）饮食起居

饮食营养和长寿密切相关。中国长寿地区百岁老人的饮食结构多为低动物蛋白，多蔬菜，低脂肪，低热量类型。四川有千位百岁老人，他们最经常吃的食物是蔬菜和豆制品，大部分长寿老人都是素食主义者。从个人健康和长寿的角度来看，粗茶和便餐，以及吃粗粮和蔬菜都是健康的秘诀。老年人的饮食，应该注意以下几个方面。

- 数量少一点。老年人每日唾液的分泌量是年轻人的1/3，胃液的分泌量也下降为年轻时的1/5，因而稍一吃多，就会肚子胀、不消化。所以，老人每一餐的进食量应比年轻时减少10%左右，同时要保证少食多餐。

- 质量好一点。蛋白质对维持老年人机体正常代谢，增强机体抵抗力有重要作用。一般老人，每千克体重需要1克蛋白质，应以鱼类、禽类、蛋类、牛奶、大豆等优质蛋白质来源为主。

- 蔬菜多一点。多吃蔬菜对保护心血管和防癌很有好处，老人每天都应吃不少于250克的蔬菜。

- 菜要淡一点。老年人的味觉功能有所减退，常常是食而无味，总喜欢吃味重的食物来增强食欲，这样无意中就增加了盐的摄入量。盐吃多了会加重肾脏负担，降低口腔黏膜的屏障作用，增加感冒病毒在上呼吸道生存和扩散的概率。因此，老人每天食盐的摄入量应控制在 5 克左右，同时要少吃酱肉和其他咸食。

● 品种杂一点。要荤素兼顾，粗细搭配，品种越杂越好。每天主副食品（不包括调味料）不应少于10样。

● 饭菜香一点。这里说的"香"，不是指多用盐、味精等调味料，而是适当往菜里多加些葱、姜等调料。人的五官是相通的，可以用嗅觉来弥补味觉上的缺失。闻着香喷喷的饭菜，老人一定能胃口大开。

● 食物热一点。生冷食物多性寒，吃多了会影响脾胃消化吸收，甚至造成损伤。因此，老年人要尽量避免生冷食物，尤其在严冬更要注意。

● 饭要稀一点。把饭做成粥，不但软硬适口、容易消化，而且多具有健脾养胃、生津润燥的效果，对益寿延年有益。但老人不能因此而顿顿喝粥。毕竟粥以水为主，"干货"极少。在胃容量相同的情况下，同体积的粥在营养上和馒头、米饭相差很多，长此以往，可能会营养不良。

● 吃得慢一点。细嚼慢咽易产生饱胀感，防止吃得过多，可使食物消化更好。

● 早餐好一点。早餐应占全天总热量的 30% ～ 40%，质量及营养价值要高一些、精一些，但不宜吃油腻、煎炸、干硬及刺激性大的食物。

● 晚餐早一点。"胃不和，夜不安"，晚餐吃得太晚，不仅影响睡眠、囤积热量，而且容易引起尿路结石。人体排钙高峰期是在进餐后的 4 ～ 5 小时，如果晚餐吃得过晚或经常吃宵夜，那排钙高峰到来时，老人可能已经上床睡觉了。老人的晚餐最佳时间应在下午六七点，而且不吃或少吃宵夜。

（三）重点预防

1. 阴阳失调

阴阳失衡是指由疾病过程中的致病因素引起的身体病理变化，导致人体阴阳失去平衡。人的生命活动应以阴阳为主，阴阳紊乱可导致衰老。所以调节阴阳有抗衰老的作用。

2. 肾气亏损

《黄帝内经》认为，"先天之本在肾"，人的寿命的长短是由肾气的盛衰决定的。肾气是决定人体强弱寿夭的关键因素。

3. 脾气虚弱

脾脏运输食物精微，并将其变为气血，滋养内脏和四肢，并保持生长和生命活动。古人称脾脏为"后天的基础"，脾气充足，血液充足，身体强壮，精力充沛，生命活力得以维持，从而可以健康长寿。

4. 心脏虚衰

心为生命活动的主宰，主要功能是运行血脉、协调脏腑。若心气虚衰会影响血脉统摄和神志功能，从而加速衰竭。

二、养好神性气

（一）养神

中医认为，形与神俱，神为主宰。神是人体生命活动的主宰，人体所具备的神，是指人的生命活力及其灵性和生机。活力，指生命之盛旺；灵性，指思维之敏捷；生机，指社会活动之蓬勃。

神在于养，情在于节。养神，就是人对自身认识的一种回归，是一种精神、意识、情感和思维方面的修炼活动。

不是逃避现实，消极不为。神浊则骨老，多情则骨衰，其要律就在这里。情志健康、有所寄托的人，也是生理上最能保持健康的人。精神稳定乐观，神思就稳定；神思稳定，气血就平和；气血平和，就有利于保护脏腑功能；脏腑功能正常，人就远离疾病和衰老。若是生活无信念、精神萎靡不振，无以激发身体各部位的功能，时间久了就会减弱原本强健的脏腑功能，使气血运行失常，精神和身体得不到有益的滋养，疾病将至。精神不空虚，意志不消沉，可使神有所依，志有所靠；神与形俱，才能尽享天年。

1. 安心养神

养生者应心情安闲，心思若定，心除杂念，心清如镜，以便真气顺畅，精神守于内，疾病无处生，形体劳作但不致疲倦，身体健康而无疾。一为泰然处之。要养成理智和冷静的态度，凡事应从容对待，冷静思考，学会"处变不惊"。"既来之，则安之"，这是人所共知的养生格言。遇事应泰然处之，以安心养神。二为及时排遣。《备急千金要方》中有："凡人不可无思，当以渐遣除之。"遇逆境，要学会排解。这些都说明人们只有改善并及时排遣忧患，才能保证安心养神。例如，今日有烦恼事隔夜就能忘却，不留死角，不钻牛角尖。古人的一些"排遣"方法，至今仍有借鉴作用。

2. 休眠养神

所谓休眠养神，就是指通过睡觉，使大脑处于休息状态，同时使身体内各部位的神经、关节、韧带、肌肉和器官无负荷或少负荷，进而达到积蓄精力，复苏体质的目的。老年人生活中应注意劳逸结合，量力而行，不宜劳作过重，否则会因过度疲劳，致使某些器官失调。过多思虑则伤神气损寿命，要养好神，最好的办法是使自己处于休眠状态，摒弃杂念，四大皆空，无思、无虑、无忧、无喜、无悲、无怒、无恐，以此养神则长寿，否则，多思则心动，心动则伤神。因此，休眠养神是养生保健的又一重要思想。

3. 清静养神

心静神自安。如果一个人终日心神不安，思虑万千，哪有不生病的道理？特别是在当今社会里，紧张快节奏的生活，激烈竞争的社会环境，加之噪音、污染等，终日使人心神不定，烦躁不安。如果不能泰然处之，焦虑失眠，神经衰弱和过度疲劳就会蜂拥而至，继而高血压、冠心病等影响身心健康的疾病也会接踵而至。所以要健康长寿，就应学会"静中养生"的方法，宁静养心。要保持身体健康，必先保持心理健康。而要做到这一点，最好的方法就是"恬惔""清虚"，使外邪不入，内心安定。清静养神这一方法对老年人健康长寿非常有益。明代嘉靖年间，有一个叫李通政的人长期患病，许多医生都认为不可治，名医麻东辉诊病后认为，疾病是由于心火郁结，不用吃药，只要在清静之处，清心静养，使其思念专一，30天后疾病就能够痊愈。后来李通政按照他的指点在清静之处平心静坐，30天后果然痊愈。

静志安神，清心静养，古人把清静养神总结为做到"十二少"，戒除"十二多"。"十二少"指少思、少念、少欲、少事、少语、少笑、少愁、少乐、少喜、少怒，少好、少恶。"十二多"指多思则神殆，多念则志散，多欲则损志，多事则形疲，多语则气争，多笑则脏伤，多愁则心摄，多乐则意溢，多喜则忘昏错乱，多怒则百脉不定，多好则专迷不治，多恶则煎熬无欢。此"十二多"不除，丧生之本也。

老年人应该多多利用静默片刻这种每个人都有能力运用的方法来修身养性。每天白昼如能保持大脑安静半小时或一小时，可充分发挥脑细胞的潜力，协调生理与情绪，减少热能的消耗。大脑安静可以使肌肉放松，气血畅通，达到"心静神安，老而不衰"。

日常生活中，经常会遇到一些意义不大或价值不高的事情，应该做到有意识不参与，或者不争执和较真，不计较鸡毛蒜皮的是非，让脑筋和心情松弛下来，做到"糊涂"。"糊涂"是一种意念，一种境界，一种超凡脱俗的心理。"糊涂"养神是一种比喻，一种象征。如不能正确对待生活中的一些事情，就会产生忧虑情结，影响身体健康。一般认为忧虑产生的原因主要有三点：第一，无忧找忧，不仅为自己眼前的事前思后想，还为一些不该自己思虑的事去忧虑不已，结果使自己陷入深深的忧虑之中；第二，对面临的问题从负面的方面想得多，想得复杂，有时甚至把自己的想法看成是既成事实，而产生忧虑；第三，胸襟狭窄，常常去计较个人的得失，为一些个人的琐事愤愤不平，而产生烦恼。要想保持乐观的情绪，驱除这些"忧虑情结"，就要学会"糊涂"处理。要做到心胸开阔，正确认识，从实际出发面对现实。对于一些难以解决的问题或不容改变的事实，也要平静地加以接受，坚定生活的信念。

4. 节欲养神

我国历代医家及养生学家十分重视清心寡欲，认为这是调摄精神、益寿延年的重要方法。大凡之人，都有各种欲望，若不能摆脱贪欲，自己必会堕入无边苦海。许多古寺门口都写有这样一副槛联："晨钟暮鼓惊醒世间名利客，佛号经声唤回苦海梦迷人。"它告诫世人，人生若为名利所累，便如牛马鹰犬，任人鞭策，欲望为苦海，回头才是岸。所以嵇康说："养生有五难，名利不去为一难，喜怒不除为二难，声色不去为三难，滋味不绝为四难，神虑精散为五难。"若五难尚存，则难以延年益寿。因此只有寡欲，才能清心，只有清心，才能养神。

（二）养性

养性，也称养德，养性是中医养生的重要组成部分。历代养生家都十分注重道德的养生价值。人是由意念、有形的机体和气血这三部分维持和支配自身的一切活动，这三部分互相影响，互相配合，互相牵制，若三者协调平衡则身体健康，反之则影响身体，直至衰竭。古人有修身养性之说，也就是通过意念来调整自己的形态，使气血达到顺畅调和状态。在这种状态中，可使意念更深一层入静，入静之后，便能使机体进一步调整，使气血达到深层次的顺畅调和状态，从而意、形、气三者相和，达到你中有我，我中有你的境界。此时，有形机体、意念、气血互相混合，进入空、虚、灵的境界，性就在空、虚、灵中。这样反复修炼，就能强身健体、延年益寿。

医家的"德全不危"，儒家的"德润身""仁者寿"，释家的"积德行善""进修德行"，道家的"仁者德之光"，都是把修养德行作为养生的一项重要内容。富贵名利不强求，财情意气不强争，坚持正道，身体力行，在日常生活中培养自己仁厚善心，重义轻利、乐善好施的德行。善，不单单是一个理念，更重要的是一种实践。行善，是大智善举，是大德。只有善良，才能包容，才能宽思。存善心做善事，才能造福社会，造福人类，才能做一个真正的德高望重的人，心存善根，就必然福寿延年。在当今社会，这与社会主义核心价值观也是不谋而合。

1. 养性的五条原则

仁礼　古人养性十分注意仁与礼。《孟子》说："仁者爱人，有礼者敬人。爱人者，人恒爱之；敬人者，人恒敬之。"说明为人要重视仁、礼的修养，一言一行都要注意礼仪，相互之间要注意仁爱。只有这样，才能健康长寿。所以孔子反复强调"仁者寿"，意诚则定，心正则静，身修则安。

性善　我国古代养生学者很注重"性善",认为"性善"不仅可以免除灾祸,而且可以祛病延年,如《千金方》中说,人性善,内外百病皆悉不生,祸害灾害也不会有。古人也要求"积善有功,常存阴德,可以延年"。

知足　知足是修身养性的重要内容。《道德经》《庄子》等书中都告诉我们,只有"知足",才能"常乐",而终其天年;反之则病祸即至,而夭其寿。"人生解知足,烦恼一时除""草食胜空腹,茅堂过露居"指明知足者常乐,即使食草食、住茅堂也能满足人的起码需求。

忍让　修身养性要注意"忍让"。我国古代名人十分注意忍让,把忍让看作美德。古人有云:"百战百胜不如一忍,万言万当不如一默""谦和辞让,敬人持己,可以延年。"常言道:"忍得一时之气,免得百日之忧。"这些都说明要忍让,忍让是一种美德,一种涵养,一种境界。敬人持己,可免除忧患,不使神形受伤,从而可获延年益寿。

宽容　宽容使人寿。养生之道在于胸怀坦荡,与人为善,通情达理,不计恩怨,生活中多一点宽容,就多一份友谊,少一份烦恼。宽容会使你心更静,体更健。宽容的心境如大海,能纳百川,容千帆,遇有烦心事,有一颗大心，盛得下喜怒，吃得下，睡得香。宽容别人，也能得到别人的宽容。漫漫人生路，悠悠岁月情，学会宽容，人与人之间才有真情。做到宽容，才能情长路更长，身心更健康。

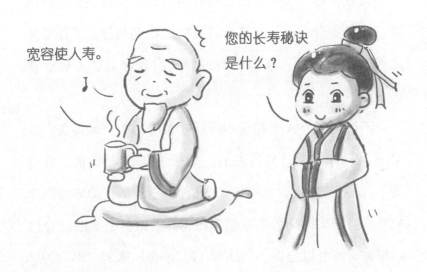

2. 养性的六种方法

淡泊名利　人若想养生，必先治其身。如果一方面想延年益寿，另一方面又追求名利、权势、财产、地位，无异于缘木求鱼，隔墙吹火，绝难长寿延年。因为善养生者就应做到身勿妄行，心勿妄动，省言语，少嗜欲，淡泊名利，矢志一心。否则会承受各种不利因素的影响，造成脏腑气血功能紊乱，情志抑郁，神经紧张，急躁易怒，焦虑不安，使身心受到极大的摧残。东晋著名医药学家、道家葛洪在谈到养生时指出，养生者必先除"六害"，第一便是要"薄名利"，"六害"不除，养生则会徒劳无益。

安分守己　安分守己是指规矩老实，不做违法乱纪的事。人要安分守己，安贫乐道，淡泊功名利禄，不作非分之想。世事无涯，谨慎所行，加强自我修养，才能远离祸患。

不计得失　人生在世不应计较荣辱得失。轻得失，淡荣辱，不为情志悲喜所左右。老子主张："至虚极，守静笃""见素抱朴，少私寡欲"，这种思想被历代静养者所继承发展。三国时期养生家嵇康在《养生论》中提出："修性以保神，安心以全神。"总结出以"静神"来养"形"的思想；白居易认为"寄言荣枯者""势去未须悲，时来何足喜"，也是对"修性以保神，安心以全神"思想的继承，不计个人得失，则心境必然安静，形体必然康健。

舒畅情志　在调摄情志方面，古人十分重视舒畅情志，认为情志舒畅可以健身延年，情志不快可损年折寿。至于舒畅情志的方法，古人论述颇多，如"静坐第一，观书第二，看山水花木第三，与良友讲论第四，教子弟第五"，

"读书义理，学法贴字，澄心静坐，益友清谈，小酌半醺，浇花种竹，听琴玩鹤，焚香煎茶，登城观山，寓意弈棋"。指出了老年人舒畅情志，修心养性的主要内容。读书吟诗，漫游山林，畅情悦心，增添兴趣，有利于增寿。老年人逍遥闲散地栽花种草或种菜植果，或者品阅书画佳作，都能怡养情志。

安心常乐 安心方能常乐。大千世界，千奇百态；富贵贫贱，千差万别，各行其是，各行其道。知足则常乐，常乐则心安。千万别去攀比，"人比人，气死人"，人欲无止境，得陇又望蜀。人心不足蛇吞象，人不能永远生活在虚无缥缈的世界中，应当面对现实，在自己的能力范围之内满足自己的愿望。

乐观向上 春秋时期著名的思想家孔子在《论语》中写道："发愤忘食，乐以忘忧，不知老将至。"早已说明"人老心不老"的道理。三国时期的曹操在《龟虽寿》中亦写道："老骥伏枥，志在千里；烈士暮年，壮心不已。"反映了这位年过半百的著名政治家的一片"壮心"。世界画坛大师毕加索活了91岁，在80岁那年他画了165幅画，90岁作画时，仍然不落俗套，力求创新。他的"不老"经验是：让自己的精神状态保持在30岁的水平，保持乐观怡悦之心，也就是要对生活充满乐观的精神，让心情感到愉悦，始终保持良好的心理素质。乐观怡悦的心情，可以说是保证老年人身心健康的良药。许多事实证明，要想具有年轻的心理年龄，需要多与现代年轻人接触，以融入其中，了解新事物，接触新东西，从而开阔视野，激发大脑潜能。由于拥有乐观向上这一优势，他们的实际年龄要年轻得多，这也是长寿的秘诀吧。

（三）养气

气是构成人体和维持人体生命活动的最基本物质，因此，要想健康长寿，不单单靠药物治疗，而且还要保养人体的真元之气。

1. 不生泄气

人生在世，没有谁能够一帆风顺，胜利与失败共存，光明与黑暗相连，如此才符合自然之道。有志之人，不为失败所挫，不为黑暗所困，不气馁，不泄气。一代文豪蒲松龄虽然一生"郁郁不志"，但不泄气，奋发向上，最终完成《聊斋志异》，流芳百世。一代伟人邓小平，一生三起三落，他从不泄气，坚持真理，为我国的改革开放投入了毕生心血，从而获得了全世界人民的敬仰。所以，悲观泄气对于现代人来说是不可取的，怨、怒、闷、妒更要不得。特别是老年人，莫存黄昏之悲凉，莫愁老境之无奈。要老有所为、壮志不已，用欢愉的心情重塑更红的晚霞。

2. 不生闷气

闷气在胸，如鱼鲠在喉，吐而不出，咽而不下，愁忧眉际，闷闷不乐，结果气滞于胸，潜埋于心，终日不思饮食，胸闷气短，有气无力，卧而难眠，痛苦不堪。可见生闷气对人体危害甚大。清代曾有首《不气歌》流传至今。歌曰："他人气我我不气，我本无心他来气；倘若生病中他计，气下病时无人替；请来医生把病治，反说气病治非易；倘若不消气中气，诚恐因病将命弃；我今尝够气中味，不气不气就不气。"诗中之咏，真谓至理名言，实为现代人排解闷气的灵丹妙药。三国名将周瑜，因中诸葛亮之计，闷闷不乐，最后口吐鲜血，气绝而亡，因此吴国失去了一位优秀的军事人才。

3. 不生怨气

不生怨气，就要顺其自然。小肚鸡肠，怨声载道，实为今人不可取之做法。昔日孔子曾说："君子坦荡荡，小人长戚戚。"他还教导人们"在邦无怨，居家无怨""不怨天尤人"。在现今生活中原本就充满着许多矛盾，有很多不顺心的事，切莫存在心里，生闷气。如果积压深久就会损神伤肺。老年人更应自觉地从不顺心的困惑迷惘中解脱出来，不自戴枷锁，给自己造成心理和精神上的压力。凡事不怨天尤人，该去的自去，该来的自来，自然自我，自然人生，自然就会有好心情。临床中很多肝硬化、肝癌患者，他们多易生怨气，时间一久，病就上身，影响健康。

4. 不泄阳气

阳气乃人体之根本，有阳则生，有阳则健。所以，古人对不泄阳气看得很重。人体内只有阴阳平衡，才能达到养生的目的，而人体内的阴阳消长又与自然界的阴阳变化有关。自然界的阴雨、浓雾、疾风、暴雨、雷霆、严寒、酷暑等因素都可能直接或间接地导致人体内部阴阳平衡失调，这就需要及时做出适合自然界阴阳变化的调节。中医养生离不开天地，而阴阳是天地之道。阳是用，是释放，阴是体，是收藏，所以冬季阳气内收，切忌出大汗以泄阳气，夏季阳气旺盛，切忌以寒避。

三、休闲养生

老年人休闲时间较多，如果能够合理地利用好，将会身心愉悦，有益于健康，益寿延年。

（一）琴棋书画

琴棋书画，中国古代称为"四大雅趣"，向来是文人雅士的"专利"，但随着人们对文化生活的需求，生活水平的提高，如今已经走入寻常百姓之家。它不仅怡养心神，丰富生活，并且能陶冶情操，是休闲养生的重要方法。

1. 琴

琴作为中国古老而高雅的一种弹弦乐器，备受广大人民群众的喜爱。早期的琴为五弦，以后为七弦，其音色优美动听，清远超脱，重意境和神韵；还有现在的钢琴、电子琴等。弹琴可以陶冶情操，舒缓情绪，有利于身心健康。

2. 棋

弈棋是一种竞赛性的娱乐活动，种类繁多，如围棋、中国象棋、国际象棋、军棋、跳棋、陆战棋等数十种。弈棋时两军对垒，弈者精神专致，意守棋局，杂念全无，随着棋局变化，神情有张有弛，起到寄托精神，调畅情志的作用。古时善养生者，莫不精于此道。故有"善弈者长寿"之说。弈棋有修身养性的功能。一盘棋的艺术表现全在于它的构思严谨及瞬息万变的灵巧应对。下棋时，弈者需要做到全神贯注，或把握全局，成竹在胸，或用力任满，处变不惊，这对培养良好心态和大度处世的风范很有好处。因此，弈棋高手中长寿者不乏其人。

下棋使人的心情舒畅，延年益寿。棋是社会交往的媒介，棋友之间切磋棋艺，既可以增进友谊，扩大了人际交往的范围，使人感到心情愉快，满足了人相属相爱的心理需求。下棋能锻炼思维，开发智力，当两军对垒，行兵布阵之时，双方既是智力的角逐，又是开动脑筋，活跃思维的过程。经常下棋，能够激活细胞，增加脑部血流量，开发智力潜力，提高人的分析能力、默记能力和计算能力。弈棋虽然是一项高尚的娱乐活动，但也应讲究适度。下棋时间不宜过长，更不能废寝忘食，否则易由于久坐使下肢静脉回流不畅，出现麻木疼痛等不适。同时，应当注意情绪调节，对于输赢不应过于在意和较真，弈棋应以探讨棋艺，增进友谊，修身养性为目的。

3. 书画

书画养生，包括习书作画和书画欣赏。习书作画融学习、健身及自我欣赏为一体。书画欣赏是通过欣赏和品读古今名家的书画碑帖等艺术珍品，从而获得心理共鸣和美的享受。中国的书法与绘画既是具有浓郁民族特色的传统艺术，又是养生延寿的重要手段。观赏出神入化的名家之作，会感到高雅艺术的无穷魅力，"使望者息心，览者动色"，从而获得内心的宁静和心理的满足。自古以来，所谓"画家多长寿，寿从笔端来"，书法家与画家多长寿。如历史上著名的颜、柳、欧、赵四大书法家，其中三位都年逾古稀，近现代书画家中长寿者更是不胜枚举。

另外，阅读休闲亦可看作书画养生范畴。自古以来很多学问家将读书、藏书、著书、购书、抄书视为人生一大乐趣。随着社会的进步，各种大众传媒及电子产品的普及和应用，读书、写字、看报等传统的求知方式被不断地弱化，但是读书所蕴含的养生情趣依然受到人们的重视。科学研究表明，人到了一定的年龄，平均每天约有 10 万个脑细胞因衰老死亡。但经常用脑可以延缓脑细胞的老化。茶余饭后，浏览具有娱乐性、趣味性、知识性的各种书籍报刊，既能增长知识，又能使身心得到放松，使人增添情趣、陶冶情操，获得美的享受，不失为一种较好的娱乐休闲的养生活动。

（二）舞蹈音乐

1. 舞蹈

舞蹈是一种表演艺术，一般有音乐伴奏，以有节奏的动作为主要表现手段，是深受人们喜爱的休闲娱乐养生活动。跳舞有助于健美和养生，在优美的音乐旋律中，通过肢体、身躯的运动，以动作语言表达情感，既轻松欢快，又可运动关节，流通气血，从而收到强身健体，促进消化，消除疲劳，防治疾病，延年益寿的养生效果。

跳舞时腰身扭动，可以加速血液循环，促进新陈代谢，使全身的肌肉、肌腱、关节得到锻炼，对胸廓、腰背、臀部、四肢具有很好的健美功能。在紧张的工作学习之余或晚餐之后，轻歌曼舞，不仅使自己沉浸于美的享受中，还可以使身体得到锻炼，从而能保持健康的体形。跳舞能预防疾病。当你随着悠扬动听的旋律跳舞时，机体能分泌一些有益于健康的激素，从而有效地调节血流量，兴奋神经细胞，改善身体各部分的功能，因此经常跳舞，不仅使人精神愉快，还能预防各种身心疾病，调节情绪。科学家研究证明，优美健康的音乐舞蹈，能使人的大脑皮层产生新的兴奋灶，从而使精神振奋；同时舞蹈要求外部形体与内心情感通过音乐节奏默契相合，因此舞蹈也是一种很好的心理疗法，可以使紧张的情绪得到松弛和缓解，从而有效地预防老年性抑郁症等多种精神性疾病。

2. 音乐

音乐是指有旋律、节奏或和声的人声或乐器音响等配合所构成的一种艺术，是世界八大艺术之一。音乐是一种高尚的娱乐活动，作用于人们的听觉，唤起人们的美感，使人消除疲劳，安定情绪，净化心灵，陶冶情操，振奋精神。具有养身功能的音乐应该是美妙动听感人、文明健康的音乐。

据研究调查显示，经常听音乐者比不爱听音乐者的寿命普遍要长 5 ～ 10 年，在各种职业中，乐队指挥被称作"长寿职业"。世界十大音乐指挥家中已故去的七位其平均年龄为 84 岁，其中托斯卡尼享年 90 岁，斯托科夫斯基享年 95 岁。音乐指挥家在工作时，沉浸于优美的旋律中，通过手臂的协调动作，将内心丰富的情感体验予以畅快地表达和宣泄。由音乐引起的心理、物理双重作用使得音乐指挥家健康长寿。人体器官活动都有一定的频率，音乐旋律是有规则的声波震动，能引起人体组织细胞产生和谐的共振，对组织细胞起到一种微妙的"按摩"作用，从而改善人的神经系统、消化系统、心血管系统、内分泌系统等功能。老人经常聆听幽雅的古今乐曲，能推迟大脑的老化。要注意以下几点：

要因时择曲。早晨起床时宜选择节奏感强的进行曲，以振奋精神。用餐时宜选择舒畅活泼的曲目，以促进胃肠消化吸收功能。休闲适宜选择流行音乐歌曲，以放松心身，消除疲劳。临睡宜选择悠扬轻柔的曲目，以养心宁神，促进入睡。

要因人择曲。民族乐、交响乐、流行歌曲、管弦乐、地方戏曲等各有特色。选择曲目要根据个人的兴趣爱好，结合个人的身体情况。凡是自己喜欢的乐曲，均可起到调节情志的作用，同时也要考虑年龄、身体状况等因素，如老年人身体虚弱，尽量选择舒缓柔和的曲目。

要择时演练。练习演奏乐曲，要在心气平和、情绪安稳时进行，有利于掌握要领并增强养生效果。如果情绪低落、忧愁悲伤、恼怒之时强行演练，既不利于学习掌握，又难以起到养生健身作用。

勿扰他人。练乐器也好，听音乐也好，发出的声音都会对周围的环境产生一定影响。因此在自己寻求欢乐的同时，一定要注意不要干扰他人，特别要注意在夜深人静之时，不要大声播放音乐或演奏歌曲，以免妨碍他人休息。

（三）垂钓旅游

1. 垂钓

垂钓是一种动静结合的户外活动，融情志养生、运动养生于一体，不仅能锻炼身体、增强体质，而且能修身养性、磨炼意志，是一种行之有效的养生活动。

垂钓有健身作用。垂钓多是选择远离市区的郊野，经过一番跋涉，到了湖边塘侧后，仍要来回走动，察看地形水势，选择钓位，这本身就是一种活动筋骨的健身运动。垂钓时要不时地抛杆、提杆、换饵、站立、下蹲、前俯后仰，反复多次，如此可使肌肉韧带及颈、肩、肘、踝、趾等部位关节得以均衡的锻炼。因此有人称垂钓是一项"轻体育"活动。

垂钓有养性的作用。垂钓者静坐河边塘侧，面对旷野村色，静观水面鱼漂的沉浮动静，呼吸着新鲜空气，不愁不忧，悠然自得，烦恼若无。心情浮躁者变得沉着稳重，情绪低落者心胸开阔。

垂钓有怡情的作用。垂钓使人们有更多的机会接触自然，享受自然，江河湖海之滨，草木葱茏，碧波荡漾，野草阵阵芳香，空气清新宜人，阳光温暖柔和，这一切都使人感到心旷神怡。当钓到一条活蹦乱跳的大鱼时，心中喜悦之情只有身临其境者才能体会，其情趣妙不可言。

垂钓能磨炼意志。钓鱼应耐心静心、全神贯注、不急不躁，等待鱼儿上钩。俗话说："任凭风浪起，稳坐钓鱼台。"这不仅是谈钓鱼，更富有人生哲理，在任何情况下，面对各种困难，都应保持一种冷静沉稳、乐观坚定的心态。

钓鱼要适时适度，不要废寝忘食。钓鱼有益身心，但终日垂钓，必然会导致身心疲惫，要适度合理，最好要有一个时间表，不可废寝忘食，更不要从朝到夕。因为这样不但达不到养生作用，反而有损健康，这就违背了垂钓养生的宗旨。

要动静结合，不要久坐不起。钓鱼需要沉稳、安静、专注，坐等鱼儿上钩。但也要注意动静结合，中间应当起身活动四肢、腰腿项背，不要久坐不起，以免影响四肢，特别是下肢的血液循环，最好是定时起身放松一下腰背四肢。

要自我保护，注意安全。垂钓是一项古老的户外活动，过去多作为一种谋取食物的手段，后来逐步发展为有利于身心健康的休闲娱乐活动。垂钓前对周围环境和水位深浅要有所了解，放杆甩线不能碰挂上电线，同时不要下水抓鱼，以免发生危险。不要坐在潮湿地面以免患风湿病。风湿病患者不宜进行此类活动，以避免加重病情。

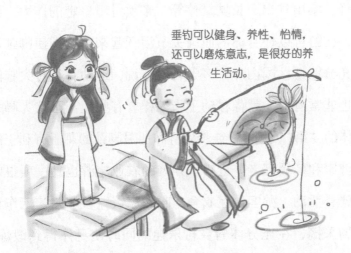

垂钓可以健身、养性、怡情，还可以磨炼意志，是很好的养生活动。

2. 旅游

旅游是离开居住地去接触和感受大自然及人类社会的旅行活动。在旅游中，人们可以领略秀丽山川美景及名胜古迹，或参加不同的体育娱乐活动。旅游是一项有益于身心健康的休闲活动，不仅锻炼了身体，增强了体魄，而且开阔了眼界，丰富了知识，精神上得到了高层次的享受，因此受到了不同年龄、性别、职业以及各社会阶层人们的普遍欢迎。

老年人通过旅游活动可以调畅气血、和悦情志、锻炼体魄，以达到健身防病，延年益寿的目的。形式多样的旅游活动成为老年人健身养生的极好方式。

为了真正体会到自然之美和沉浸于某种体验，如黄山奇峰、泰山日出、长城雄伟等，必须付出一定的体力。因此，旅游可以使身体的肌肉关节活跃起来，特别使脚趾得到充分锻炼。国内外许多学者研究说，运动脚趾对大脑健康也非常有益，就像移动手指一样。有些人甚至认为脚是人体的"第二心脏"。徒步旅行和加强脚趾的刺激有利于促进健康和延缓衰老。近年来开展的农业旅游也是一项很好的健身活动。游客住在农舍，吃农家饭，参加园艺工作和农场采摘，在充分体验乡村乐趣的同时使身体得到锻炼。对于长期居住在城市的人来说，旅游是一个值得选择的养生保健方法。

（四）吟诗咏词

中华民族文化宝库中存在大量优秀的诗词歌赋，是我国珍贵的文化遗产。从古到今，有多少文人儒士创作了不朽的诗篇，陶冶着一代又一代人的情操，吟诵诗词、健脑怡神，可使人长寿，其中的奥妙之处，只有进入意境之中才能真正体会到。

　　吟诗诵词与唱歌类似，要求人们采用朗读法低咏慢唱，节奏分明，同时需要精神放松，注意力高度集中。吟诗诵词对益脑健体大有裨益。研究表明，吟诵内容可最大限度地调动人的思维和想象力，使人沉浸在某种意境之中，从吟诵内容上所领悟到的积极意念，不仅有益于养脑怡神，而且可以起到防治疾病的作用。以其自身声调的变化和节奏来朗读吟诵，可使大皮层的兴奋和抑制过程达到相对平衡，血液循环加快，体内的生理代谢更加旺盛，还可增加有益人体健康的激素、酶以及乙酰胆碱等活性物质的分泌，这些物质可以促进血液循环加快、提高神经细胞的兴奋度，是一种积极的休息，可消除工作、劳动时的疲劳。

　　吟诵诗文对于长寿的作用，主要在于语言文字本身就有醒脑怡神、调节情感、平衡心理、淡化郁情、修身养性的功能。现代医学发现，精神刺激可调节人体的免疫功能，有助于延寿。老年人吟诵诗词应注意以下几点：不求贪。老年人视力减退，精力不济，吟诗诵词不宜贪多，在时间掌握上也要适可而止，注意劳逸结合。贵在精。要多选一些能有利身心健康、怡神养脑的好书，如唐诗、宋词以及古今名言。忌久坐。不宜久坐吟诗诵词，坐了一段时间后，应进行适当的运动，以舒筋活络、活动四肢。

四、学会控制情志

情志在养生中有七种形态，称作"七情"。经过数千年的实践和科学验证，认为医家和儒家论"七情"及"调控"具有养生的可行性，中医所指的"七情"是喜、怒、忧、思、悲、恐、惊。认为七情正常和适度则养生，七情异常和过度则伤身。主张调控异常情堵，恢复正常七情，以防病治病，益寿延年。步入老年，往事如过眼云烟，今后已来日不多，要养身以延年，大有裨益。

（一）老年人的心理情况

人在离职退休后，远离繁忙的工作岗位以及纷杂的人际关系，一旦无所事事，就会感觉时间似乎放慢了，人生似乎到头了，或心灰意冷，或自感空虚，在心理上出现了严重的失调，往往出现下列不良症状。

1. 感情上的孤独感

人到老年，会经历亲朋好友相继去世，丧偶失子等悲苦事情发生，如果在此时，离退在家，独自一人，会产生无穷的孤独感，涌现无所依靠、无限孤独以及无奈的情绪。

2. 心理上的自卑感

不少老年人认为自己辈分高，经验多，理应受到尊重，喜欢以自我为中心，家长式作风，一人说了算，还有的独断专行。但是当自己的行为受到挫折时，容易走到另一极端，出现自卑感，特别是自己的行为不为人所尊重，或期望得不到实现时，心里特别沮丧，容易丧失信心，甚至悲观厌世。

3. 生活上的无用感

步入老年之后，身体素质大不如以前，眼花耳聋、动作缓慢、记忆力下降等生理变化越来越显著，给日常生活带来诸多困难，需要处处依靠他人，自觉活着无用。退休金比现职人员工资少，衣食住行不便；丧偶子女分离而寡居，或因子女不孝遭遇歧视等，以上均可带来性格上的改变，从而变得沉闷、多疑、烦躁、唠叨等。当疾病降临时，就会感到死亡的威胁，产生失望、空虚和畏惧之心。

（二）学会控制情志

不良情志的产生是由于生理和生活环境发生了变化造成的。面对人生重大转折和突发事件，不少老年人缺乏精神准备，自我心理与客观现实出现了矛盾和冲突。实验研究证明：加强心理适应、保持心理卫生，有助于心理健康。老年人的情志调整主要包括以下五个方面的内容。

1. 调整好心态，适应新环境

老年人要认识老年阶段的生理特点，根据家庭环境和社会地位的变化，以积极的生活态度，调整好晚年生活。

2. 克服自卑心理，增强自立意识

老年人在思想上要防止未老先衰，不断地增强和保持独立生活的能力。减少依赖子女他人，丰富自身精神生活。

3. 老有所学，健身健脑

经常性地使用大脑，是保护大脑功能的积极措施，保持健全的大脑，是维系机体经常处于良好的状态和防止心理衰老的生理基础。很多高寿老人的经验之一就是勤于用脑，善于学习。

4. 善于应变，自我调适

人的情感是一种能量。控制情志要求人的意识要理智地控制大喜、大怒与忧虑、悲伤，不凭感情的冲动来对待事物，遇喜事要保持冷静，遇伤心事要把得失看淡。

5. 积极主动，寻求帮助

当受到强烈刺激引起恶劣情绪时，可以有三种方法调整情志：一是"倾诉"，通过谈心活动向亲朋好友和同情者倾诉，得到同情和安慰，缓解心理压力。二是"排泄"，可以大哭一场，让有害的化学物质排出体外，可以减轻心理压力。三是"转移"，当遇到情绪异常激动时，把注意力转移到其他活动中，或离开，或到好朋友家去参加文娱活动，或去干自己喜欢干的事情等，避开不良环境，转移注意力，除去不良心情。

　　总之，只要老年人注意用积极心理去代替消极心理，就能做到身心健康，心理青春常驻，晚年和谐幸福。

参考文献

［1］黄艳.吴纯光.百名百岁老人长寿揭秘［M］.北京：金盾出版社，2009.

［2］梁少帅.苏亚哲.徐苏林等.中医养生文化导论［M］.北京：中国中医药版社，2017.

［3］刘天君.章文春.中医气功学［M］.北京：中国中医药出版社，2016.

［4］黄政德.黄九一.古代实用养生方法精华［M］.长沙：湖南科学技术出版社，2009.

［5］李恩.李照国.李振江.《黄帝内经》理论传承与现代研究［M］.北京：中国中医药出版社，2016.

［6］马烈光.中医养生学［M］.北京：中国中医药出版社，2012.

［7］卢传坚.当代名老中医养生宝鉴［M］.北京：人民卫生出版社，2013.

［8］苏培庆.郑民.崔华良.中医养生文化基础［M］.北京：中国中医药出版社，2015.

［9］孙涛.何清湖.中医治未病［M］.北京：中国中医药出版社，2016.

［10］甄志亚.中国医学史［M］.上海.上海科学技术出版社，1997.

［11］于春泉.雒明池.高杉.中医养生饮食篇［M］.北京：中国医药科技出版社，2018.